精神疾患の
摂食嚥下障害ケア

髙橋清美　戸原 玄　編著

医歯薬出版株式会社

This book was originally published in Japanese
under the title of :

Seishinshikkan-no Sesshokuenge Shogai Kea
(Dysphagia care for mental disease)

Editors:

Takahashi, Kiyomi
  Professor, Japanese Red Cross Kyushu International College of Nursing
Tohara, Haruka
  Associate Professor, Department of Gerontology and Gerodontology, Graduate School of Medical and Dental Sciences, Tokyo Medical and Dental University

© 2014 1st ed.
ISHIYAKU PUBLISHERS, INC.
  7-10, Honkomagome 1 chome, Bunkyo-ku,
  Tokyo 113-8612, Japan

はじめに

　近年，摂食嚥下障害へのケアの需要は高まる一方であり，看護の役割においてもその専門性がますます求められるようになった．精神疾患患者の摂食嚥下障害は発生頻度も高いため，看護が担うべき役割や課題も明確にされつつある．

　DSM-IV-TR によると，精神疾患とは，個人に起こる重要な行動的，あるいは心理学的な症候群または様式で，苦痛の存在もしくは機能障害と関連するか，死・苦痛・機能損傷あるいは自由の喪失を引き起こす危険の増大と関連する，と定義づけられている．

　そもそも，内科や外科といった身体科では，症状（symptoms）と徴候(signs)が明確に区別される．症状とは主訴（主観的）であり，徴候は血液検査の結果や画像所見（客観的）によって明らかとなる．一方，精神疾患患者は，幻聴が聞こえていても（症状），医療者に訴えないことがまれではないため，症状と徴候を厳密に区別するのではなく，双方を精神症状と呼び，いくつかの症状が同時に認められる場合やともに出現しやすい症状の組み合わせを症候群と呼ぶ．

　精神疾患患者は症状を看護師に教えてくれない．だからこそ，看護師は徴候（つまり症状）を察知するために観察やアセスメントに時間を要する．特にアセスメントの際は，看護師が過去に遭遇した事例から得られた経験も，今の事例が抱える問題を解決するための貴重な判断材料の一つとなる．だからこそ，摂食嚥下障害と精神症状を関連づけてアセスメントし，問題解決を図る際には，情報の偏り，倫理的配慮の壁に，看護師は多くの困難を抱えるようである．

　施設でも地域でも，精神障害者が安全に食べるためには，精神症状に合わせた支援が必要である．それは，見守りや本人からの聞き取りのレベルでよい場合もあれば，積極的な介入支援を必要とする場合もある．「精神疾患患者の摂食嚥下は難しい，手が出せない」という医療者の声を聞くことが多いため，少しでも現状を打破するためには，精神疾患患者の摂食嚥下障害をケアするためのヒントになる教材を作成する必要があると考えた．そこで，今回，医師，歯科医師，看護師，薬剤師など多職種の先生方にご協力を得ながら，本書では，精神疾患悪化ならびに向精神薬の有害反応による摂食嚥下障害の特徴とその支援，精神科で遭遇しやすい事象とその支援，チーム医療やリスクマネジメントに関する内容をご執筆いただいた．

　摂食嚥下障害の評価・診断・治療・看護については，多くの成書で情報を得ることができるが，精神疾患患者の摂食嚥下障害に関連する書籍は数少ないのが現状である．精神科領域では患者に寄り添い共感する姿勢で接することが原則であるため，主体はいつも患者である．患者のペースに添いながら支援を進めることは，医療者にとって困難を伴うこともある．だからこそ，精神疾患患者への摂食嚥下支援に迷った際はぜひ本書を参考にし，患者にとっても医療者にとっても実りある実践を展開していただければ，編者著者一同にとって，このうえなく嬉しいことである．

2014 年 8 月

著者を代表して

髙橋　清美　戸原　玄

目次

はじめに iii

第1章　精神疾患　1

1. 統合失調症（寺尾 岳）……………………………………………………1
1）統合失調症とは　1
2）統合失調症の治療　1

2. うつ病（寺尾 岳）……………………………………………………………2
1）うつ病とは　2
2）うつ病の治療　3
3）大うつ病性障害と双極スペクトラムの鑑別　4

第2章　精神疾患悪化による摂食嚥下障害の特徴とその支援　5

1. 常同行為や精神運動興奮による食行動の変化（枝広あや子）……5
1）常同行為や精神運動興奮による食行動の変化とは　5
2）常同行為や精神運動興奮による食行動の変化に関連した摂食嚥下の問題　6
（1）常同行為による食行動の変化　6／（2）認知機能障害による食行動の変化　7／（3）精神運動興奮による食行動の変化　7
3）観察・アセスメント・ケアのポイント　8
（1）観察のポイント　8／（2）アセスメントのポイント　9／（3）ケアのポイント　10
4）評価のポイント　12

2. 昏迷状態による食行動の変化（中村清子）………………………………13
1）昏迷とは　13
2）昏迷による食行動の変化に関連した摂食嚥下の問題　13
（1）精神状態の悪化　13／（2）脱水および低栄養　13／（3）抗精神病薬の有害反応　14／（4）活動性の低下（長時間の同一姿勢）　14
3）観察・アセスメント・ケアのポイント　15
（1）観察のポイント　15／（2）アセスメントのポイント　16／（3）ケアのポイント　16
4）評価のポイント　18

3. 幻覚・妄想状態による食行動の変化（髙橋清美）………………………18
1）統合失調症にみられる幻覚・妄想（精神病症状）とは　18
2）幻覚・妄想（精神病症状）による食行動の変化に関連した摂食嚥下の問題　19
（1）精神病症状悪化を原因とする摂食嚥下障害　20／（2）原疾患に合併した摂食嚥下障害　20

3）観察・アセスメント・ケアのポイント　21

　　　（1）観察のポイント　21／（2）アセスメントのポイント　23／（3）ケアのポイント　24

　　4）評価のポイント　26

4．抑うつ気分，興味・喜びの喪失が強いうつ状態による食行動の変化
　　（髙橋清美）……………………………………………………………27

　　1）うつ状態とは　27

　　2）うつ状態に関連した摂食嚥下の問題　28

　　3）観察・アセスメント・ケアのポイント　29

　　　（1）観察のポイント　29／（2）アセスメントのポイント　31／（3）ケアのポイント　33

　　4）評価のポイント　33

5．陰性症状が強い統合失調症患者における食行動の変化（花木かおる）… 35

　　1）陰性症状が強い統合失調症とは　35

　　2）陰性症状が強い統合失調症に関連した摂食嚥下の問題，食行動の変化　35

　　　（1）食事への無関心　35／（2）歯牙の欠損　36／（3）低栄養・脱水　36／
　　　（4）薬剤による過鎮静　36

　　3）観察・アセスメント・ケアのポイント　36

　　　（1）観察のポイント　36／（2）アセスメントのポイント　37／（3）ケアのポイント　37

　　4）評価のポイント　39

6．切迫的摂食による食行動の変化（臼井晴美）………………………39

　　1）切迫的摂食とは　39

　　2）切迫的摂食による食行動の変化に関連した摂食嚥下の問題　40

　　　（1）摂食嚥下の問題　40／（2）食物形態について　40

　　3）観察・アセスメント・ケアのポイント　40

　　　（1）観察のポイント　40／（2）アセスメントのポイント　41／（3）ケアのポイント　41

　　4）評価のポイント　44

　　　事例 常同行為や精神運動興奮による食行動の変化　45（枝広あや子）

　　　事例 幻覚・妄想状態がある患者への口腔機能支援　46（松尾賢和）

　　　事例 抑うつ気分，興味・喜びの喪失が強いうつ状態の患者へのケアの工夫　48
　　　　（後藤悌嘉）

第3章　向精神薬の有害反応による摂食嚥下障害の特徴とその支援　51

1．導入—向精神薬 …………………………………………………………51

　　1）向精神薬とは（種類と作用・有害反応，多剤併用の問題）（山本敏之）　51

　　　（1）向精神薬の種類と作用　51／（2）向精神薬の有害反応　52／

（3）多剤併用の問題　53

　2）簡易懸濁法と口腔内崩壊錠（三鬼達人）　54

　（1）簡易懸濁法　54／（2）口腔内崩壊錠　56

2．抗精神病薬（メジャートランキライザー）の有害反応（山本敏之）……58

　1）抗精神病薬とは　58

　2）抗精神病薬の有害反応による摂食嚥下と食行動に関する問題　59

　3）観察・アセスメント・ケアのポイント　60

　（1）観察のポイント　60／（2）アセスメントのポイント　61／（3）ケアのポイント　61

　4）評価のポイント　61

3．抗不安薬（マイナートランキライザー）の有害反応（木村郁夫，小林健太郎）………………………………………………………………62

　1）抗不安薬とは　62

　2）抗不安薬の有害反応による摂食嚥下と食行動に関する問題　62

　3）観察・アセスメント・ケアのポイント　64

　（1）観察のポイント　64／（2）アセスメントのポイント　64／（3）ケアのポイント　65

　4）評価のポイント　66

4．抗うつ薬の有害反応（松浦大輔）……………………………………66

　1）抗うつ薬とは　66

　2）抗うつ薬の有害反応による摂食嚥下と食行動に関する問題　67

　（1）モノアミン神経伝達の活性化による有害反応　67／（2）その他の薬理学的特性によるもの　68

　3）観察・アセスメント・ケアのポイント　69

　（1）観察のポイント　69／（2）アセスメントのポイント　69／（3）ケアのポイント　69

　4）評価のポイント　70

5．抗てんかん薬の有害反応（大森まいこ（松本真以子））………………70

　1）抗てんかん薬とは　70

　2）抗てんかん薬の有害反応による問題と摂食嚥下と食行動に関する問題　71

　3）観察・アセスメント・ケアのポイント　71

　（1）観察のポイント　71／（2）アセスメントのポイント　73／（3）ケアのポイント　73

　4）評価のポイント　73

6．向精神薬に特徴的な有害反応………………………………………74

　1）錐体外路症状（EPS）（松永髙政，富田　克）　74

　（1）錐体路と錐体外路　74／（2）錐体外路症状（EPS）の特徴と対策　74／（3）抗精神病薬以外の向精神薬と錐体外路症状（EPS）　77／（4）錐体外路症状（EPS）の評価方法　78

2）口腔乾燥症状（中山渕利, 戸原　玄）　78

（1）口腔乾燥が及ぼす影響　79／（2）投薬内容の変更による対応　79／
（3）対症療法　80

Column　嚥下によいとされる薬剤（山脇正永）　82

第4章　精神科で遭遇しやすい事象とその支援　85

1. 盗食（横山　薫）　85

1）盗食を引き起こす要因と対応　85

（1）認知能力の低下　85／（2）特別食（腎臓病食・糖尿病食など）, 嚥下調整食, 禁食などの食事制限　86／（3）食欲亢進, 過食　86／（4）収集癖, 窃盗癖　87／（5）多飲症・水中毒　87

2）盗食によって引き起こされる問題　88

（1）血糖値の上昇, 体重の増加　88／（2）窒息　88／（3）誤嚥　88

2. 同じ訴えを繰り返し（不安が強い）, リハビリテーションの導入がしにくい場合（中川量晴）　88

1）不安神経症とリハビリテーションの導入　89
2）不安神経症患者へのアプローチ　89

3. 病識が欠如しているため, リハビリテーションへの動機づけが困難な場合（寺本浩平）　92

1）精神疾患を伴う摂食機能障害（認知型と機能型）　93
2）認知症患者への4つのアプローチ　94

（1）治療型アプローチ　94／（2）代償型アプローチ　94／（3）環境改善型アプローチ　95／（4）心理型アプローチ　95

3）希望につながる支援への模索　96

4. 恋愛妄想, 関係妄想, 被害妄想などで, 医療者との信頼関係の構築が困難な場合（阿部仁子, 齋藤暢是）　97

1）俗語としての「妄想」と精神科領域における妄想　97
2）信頼関係構築の妨げとなる妄想の特徴（関係妄想, 被害妄想, 恋愛妄想）　97
3）妄想をもつ患者への対応　99

（1）否定も肯定もしない中立性　99／（2）患者と医療者の心の距離　99／（3）患者の個人的特性を把握するための情報収集　100／（4）二重見当識の理解　100

4）妄想による摂食嚥下機能への影響（機能的な問題でない場合）　101
5）精神疾患患者の口腔内環境を把握し支援することの意味　101

5. 攻撃性, 暴言, 他害があり, 身体拘束中の患者への口腔ケア（藤井隆行）　102

1）身体拘束とは　102
　　　（1）精神保健福祉法における規定　102／（2）身体拘束の対象となる患者　103
　　　2）暴力のリスクアセスメント　103
　　　3）身体拘束中の患者に実施する口腔ケア　104
　　　（1）両上肢を拘束している場合　104／（2）片方の上肢および両上肢の拘束を外して行う場合　105／（3）口腔ケアに対して拒否がある場合　106

6. 亜昏迷で希死念慮があり身体拘束中の患者への摂食支援〈鳥山哲郎〉……… 107

　　　1）食事の意味　107
　　　2）司法精神看護領域における身体拘束下にある患者の摂食支援　107
　　　（1）身体拘束下にある患者の食行動に関する身体機能面でのアセスメント　107／
　　　（2）激しい衝動性や精神運動興奮に伴う行動に関するアセスメント　108
　　　3）身体拘束下にある統合失調症患者への摂食支援の実際　108

7. スムーズな歯科診療の導入〈横山　薫〉……………………………………… 110

　　　1）歯科診療の特徴　110
　　　2）精神疾患の歯科治療への影響　110
　　　3）抗精神病薬の有害反応にかかわる歯科的問題点　111
　　　（1）口渇・口腔乾燥　111／（2）錐体外路症状（EPS）　111／（3）傾眠・鎮静　111
　　　4）精神疾患別の特徴と注意点と対応　112
　　　（1）統合失調症　112／（2）うつ病　112／（3）神経症　112／（4）認知症　113／（5）摂食障害　114
　　　5）精神疾患患者の歯科診療時の身体抑制　114
　　　6）特別な対応が必要な患者の歯科診療を行う専門診療科　115
　　　（1）歯科訪問診療（在宅歯科診療）　115／（2）障害者歯科，スペシャルニーズ歯科　115／（3）心療歯科，口腔診療科，ペインクリニック　115

第5章　精神疾患患者の摂食嚥下障害に対するチーム医療　117

1. チームアプローチとスタッフ教育〈福島素美〉………………………………… 117

　　　1）慢性精神疾患患者（とくに統合失調症患者）のセルフケアレベルの特徴　117
　　　2）慢性精神疾患患者における口腔ケアに対するセルフケア　118
　　　3）慢性精神疾患患者に対する口腔ケアの取り組みの実際　118
　　　（1）精神疾患患者の摂食嚥下機能の実態調査の結果　118／（2）口腔ケアへの取り組み　119

4）スタッフ教育について　120
　　　（1）口腔ケアに対するスタッフの意識・実態について　120
　　　（2）精神科病院での口腔ケアの工夫　120
　　5）口腔ケアを実施しやすい職場づくり　121
2．精神疾患患者の摂食嚥下障害に対するチーム医療（髙橋清美）……… 122
　　1）はじめに　122
　　2）アサーティブ・コミュニケーションについて　122
　　3）看護場面の実際　123
　　4）描写することを意識したコミュニケーションの工夫　123
　　5）双方向性のコミュニケーション　124
　　Column　看護師同士の連携を大切にするための3つの工夫（鈴木　愛）　125

第6章　リスクマネジメント　127

1．精神科での摂食嚥下ハイリスク要因とその予防（横山　薫）………… 127
　　1）窒息のリスクと摂食嚥下に関連した問題　127
　　2）精神疾患患者の窒息のリスク要因と予防　128
　　　（1）食物による窒息　128／（2）食物以外による窒息　128
　　3）精神疾患患者の誤嚥のリスク要因と予防　129
　　　（1）嚥下機能・喀出能の低下　129／（2）誤嚥物が多い，誤嚥物内の細菌量が多い，誤嚥物のpHが低い　130／（3）身体の免疫能の低下　130
　　4）食事に伴うリスク　131
　　　（1）著しい偏食　131／（2）多飲症と水中毒　131
2．医療安全管理（原　　巌）………………………………………………… 134
　　1）医療安全管理の考え方　134
　　　（1）インシデント・アクシデントとは　134／（2）インシデントレポートの実際と流れ　135／（3）アクシデント発生時の対応　136／（4）リスクマネジメントからセーフティマネジメントへ　136
　　2）精神科患者の口腔領域における安全管理　138
　　　（1）精神科における安全管理　138／（2）精神科患者の口腔領域における医療事故と予防策　138
　　Column　飲みやすい剤形と在宅からみた薬剤コンプライアンス（森　直樹，酒井孝征）
　　　140

索引　144

執筆者一覧

● **編集**

髙橋 清美 (たかはし きよみ)	日本赤十字九州国際看護大学看護学部
戸原 玄 (とはら はるか)	東京医科歯科大学大学院医歯学総合研究科医歯学系専攻老化制御学講座摂食嚥下リハビリテーション学分野

● **執筆**（執筆順）

寺尾 岳 (てらお たけし)	大分大学医学部精神神経医学講座
枝広 あや子 (えだひろ あやこ)	東京都健康長寿医療センター研究所自立促進と精神保健研究チーム 認知症と精神保健
中村 清子 (なかむら きよこ)	医療法人社団更生会草津病院看護部
髙橋 清美 (たかはし きよみ)	編集に同じ
花木 かおる (はなき かおる)	愛知県精神医療センター
臼井 晴美 (うすい はるみ)	国立精神・神経医療研究センター病院看護部
松尾 賢和 (まつお のりたか)	医療法人緑心会福岡保養院看護部
後藤 悌嘉 (ごとう ともひろ)	長崎県精神医療センター看護部
山本 敏之 (やまもと としゆき)	国立精神・神経医療研究センター病院神経内科
三鬼 達人 (みき たつと)	藤田医科大学病院看護部
木村 郁夫 (きむら いくお)	東京慈恵会医科大学リハビリテーション医学講座
小林 健太郎 (こばやし けんたろう)	東京慈恵会医科大学リハビリテーション医学講座
松浦 大輔 (まつうら だいすけ)	東京湾岸リハビリテーション病院リハビリテーション科
大森 まいこ (おおもり まいこ)	国立病院機構埼玉病院リハビリテーション科
松永 髙政 (まつなが たかまさ)	久留米大学医学部精神神経医学講座
富田 克 (とみた まさる)	久留米大学医学部精神神経医学講座
中山 渕利 (なかやま えんり)	日本大学歯学部摂食機能療法学講座
戸原 玄 (とはら はるか)	編集に同じ
山脇 正永 (やまわき まさなが)	京都府立医科大学大学院医学系研究科
横山 薫 (よこやま かおる)	昭和大学歯学部スペシャルニーズ口腔医学講座口腔リハビリテーション医学部門
中川 量晴 (なかがわ かずはる)	東京医科歯科大学大学院医歯学総合研究科医歯学系専攻老化制御学講座摂食嚥下リハビリテーション学分野
寺本 浩平 (てらもと こうへい)	寺本内科・歯科クリニック
阿部 仁子 (あべ きみこ)	日本大学歯学部摂食機能療法学講座
齋藤 暢是 (さいとう のぶよし)	自治医科大学精神医学教室
藤井 隆行 (ふじい たかゆき)	一般社団法人日本遠隔カウンセリング協会
鳥山 哲郎 (とりやま てつろう)	長崎県精神医療センター看護部
福島 素美 (ふくしま すみ)	島根県立こころの医療センター看護局
鈴木 愛 (すずき あい)	訪問看護ステーション HUG
原 巌 (はら いわお)	医療法人恵光会原病院歯科・口腔外科
森 直樹 (もり なおき)	医療法人愛生会くまもと温石病院薬局
酒井 孝征 (さかい たかゆき)	サカイ薬局

第1章 精神疾患

1 統合失調症

1）統合失調症とは

　ドイツの精神科医であるクレペリンは，一生のうちに，教科書を何度も書きかえたが，その第6版（1899年）で早発痴呆と躁うつ病を区別して記載した．その早発痴呆が精神分裂病に名前を変え，さらに統合失調症となって今日に至っている．統合失調症という名前がついたのは最近のことだが，この病気自体は紀元前から存在していたと考えられている．統合失調症の病態生理はいまだ解明されておらず，さまざまな仮説がある．脆弱性・ストレスモデルでは，統合失調症への脆弱性を持つ個体に心理社会的ストレスが加わって発症に至ると考える．脆弱性の背景にあるもののひとつは，遺伝的要因であると考えられる．

2）統合失調症の治療

　統合失調症の急性期には活発な幻覚や妄想が前景に立ち，興奮や衝動的行為がしばしば生じるので，これらに対応するため積極的に薬物療法を行う．発症から薬物療法開始までの期間をDuration of Untreated Period（DUP）と呼ぶ．DUPは短いほどその後の予後がよく，DUPが長いほど治療開始から寛解までの時間が長く，寛解の程度も低く，再燃率が高いと報告されている．また，発症から5年間は臨界期（critical period）であり，この期間に非定型抗精神病薬でしっかり治療すると脳障害の進行を減らすことができるという意見がある．いずれにせよ，早期発見・早期治療の重要性が統合失調症の治療にも強調されるべきである．

　急性期を脱して安定期に移行すると，薬物療法を続けるとともに，本格的な心理社会的治療を開始する．具体的には，患者の病気への理解（病識）を深め，家族へ教育を行う．これにより，病気や治療に対する理解を深め，情緒的に安定した家庭環境を作り，家族の高い感情表出（high Expressed Emotion；high EE）を防ぐのである．家族が感情的に患者に接する頻度が高い場合にhigh EEとみなされ，このような場合には病気が再燃する危険性が高いことが報

告されている．

　薬物療法には，1950年代に登場した抗精神病薬としてフェノチアジン系薬物があり，クロルプロマジン（コントミン）やレボメプロマジン（ヒルナミン，レボトミン）などがあげられる．これらは，抗幻覚・妄想作用は弱いが，強力な鎮静作用を有する．抗コリン作用を有するために口渇や便秘などを生じるが，錐体外路症状（Extrapyramidal Symptoms；EPS）はそれほど強くない．別の系統の抗精神病薬としてブチロフェノン系薬物があり，ハロペリドール（セレネース）が代表であるが，これは幻覚・妄想に対する強力な作用を有する．抗コリン作用が弱く口渇や便秘は少ないが，ドパミンD_2受容体に対する拮抗作用が強いためにパーキンソン症状やジストニアなど錐体外路症状（EPS）が出やすい．錐体外路障害のひとつとして，嚥下障害も起こりやすくなるので注意が必要である．ハロペリドールの注射により，悪性症候群を生じる危険性もある．フェノチアジン系薬物やブチロフェノン系薬物は，定型抗精神病薬と呼ばれている．

　わが国では，1996年から新しい抗精神病薬すなわち非定型抗精神病薬が使えるようになった．これには，リスペリドン（リスパダール），オランザピン（ジプレキサ），クエチアピン（セロクエル），ペロスピロン（ルーラン），アリピプラゾール（エビリファイ），クロザピン（クロザリル）などがある．これらは定型抗精神病薬と比較して錐体外路症状（EPS）が少なく，抗幻覚・妄想作用など陽性症状の改善，および陰性症状の若干の改善が期待できる．しかしながら，オランザピンやクエチアピンでは，体重増加，高血糖，高脂血症などの有害反応，リスペリドンではプロラクチン上昇による乳汁分泌や月経異常，アリピプラゾールではアカシジアが問題となる．クロザピンは難治性統合失調症に奏効することがあるが，無顆粒球症や心筋炎，糖尿病などの危険性がつきまとうので，血液内科や糖尿病内科と密接な連携がとれる医療機関限定での使用が許可されており，繰り返し検査し安全を確認し続けることが必要である．なお，最近ではこれらの非定型抗精神病薬は双極性障害の治療薬としても使われるようになってきた．

2 うつ病

1）うつ病とは

　ギリシャ時代にヒポクラテスは，黒胆汁（メランコリー）が異常をきたし，脳を侵せば，うつ状態が起きるとした．このメランコリーという言葉が今でも，うつに関連するものとして使われることがある．さらにローマ時代にアレテウスは，躁病とうつ病は相互に関係があるとした．また冒頭で紹介したクレペリンは，躁，うつという状態の特徴，周期的に経過して病相期以外の時期には正常に回復し予後がよい[*]ことから，早発痴呆（統合失調症）と区別して，躁うつ病と名付けた．この当時は，うつ病だけを繰り返すもの（単極性うつ病）と，躁病とうつ病を繰り返すもの（双極性障害）を一括して躁うつ病としていた（一元論）．その後，国際的

---

[*]最近では必ずしも予後がよいわけではないということが判明している．

な診断基準であるDSM（アメリカ精神医学会作成）やICD（WHO作成）において，単極性うつ病は大うつ病性障害として双極性障害とは異なるものとして別扱いされている（二元論）．ところが，大うつ病性障害と診断された患者の一部が双極性障害に移行することがしばしば生じることもあり，再び一元論の立場に立ち，双極性障害を広く診断する精神科医が増えている．このような広義の双極性障害を双極スペクトラムと呼ぶ．

　さて，うつ病は，下田光造の提唱した執着気質（一度起こった感情が正常者のごとく時とともに冷却することがなく，長くその強度を持続し，あるいはむしろ増強する傾向を持つ．仕事熱心，凝り性，徹底的，正直，几帳面などの特徴があり，他人からは確実人として見られる）やテレンバッハの提唱したメランコリー親和型人格（一定の秩序に固着してはじめて安定した存在として生活を営むことができ，他人には心から尽くそうとする「他者のための存在」となる）を有する人が，過労が重なった時に，休養せずに活動を続け，ますます過労に陥り，発症に至るとされてきた．しかし，最近では，必ずしもこのような図式があてはまらず，むしろ未成熟な人格を有する人が，自分を取り巻く環境に対して，あてがはずれ被害的に反応する過程の中で，うつ状態を呈することがしばしば生じており，新型うつ病などと呼ばれている．

　うつ病の精神症状としては，抑うつ気分，興味・喜びの喪失，不安感，焦燥感，離人感，思考制止，微小念慮（妄想）［うつ病の三大妄想：罪業妄想，貧困妄想，心気妄想］，意欲低下，精神運動制止，うつ病性昏迷などがある．日内変動がある場合には，朝方に抑うつがひどく，夕方になるほどよくなることが多い．うつ病では，自殺念慮や自殺企図が生じることがあり，このような状態になると入院治療が必要になることも少なくない．

　うつ病の身体症状としては，睡眠障害（不眠，一部の患者に過眠），食欲（食欲低下，一部の患者に過食），倦怠感，口渇，便秘・下痢，悪心・嘔吐，体重減少，呼吸困難，心悸亢進，性欲低下，月経異常，頻尿，めまい，耳鳴り，異常感覚，頭重・頭痛，背部痛，腰痛，発汗などがある．いわゆる非定型うつ病では，過眠や過食が生じ，身体が鉛のように重くなる．他人の言葉に過敏となり，何かよいことがあると気分もよくなる．非定型うつ病の日内変動としては，夕方から夜にかけて調子が悪くなる人が多く，通常のうつ病とは異なる．

2）うつ病の治療

　うつ病の治療は，支持的精神療法，抗うつ薬を主剤とする薬物療法，休養の3つの柱から構成される．支持的精神療法の原則は，ゆっくりと穏やかに話を聞く，けっして自分の考えや価値観を押し付けない，相手が苦しんでいることに共感しながら聞くことである．急性期にはとくに，話の内容が侵襲的にならないように配慮しつつ，うつ病になったのは甘えているからではなく病気であること，誰もがなる可能性があること，自分で苦しみを我慢すれば済むものではなく病気として治療する必要があること，ゆっくり休養して薬でエネルギーを補充することが治療的であることなどを強調する．深刻な時期が改善した段階で認知行動療法を繰り返し行うことで歪んだ思考パターンの是正が可能となり，さらなる改善や再発予防が期待できる．

　薬物療法として，以前はイミプラミン（トフラニール）などの三環系抗うつ薬が使用されて

いたが，抗コリン作用をはじめとする強い有害反応が問題となり，ミアンセリン（テトラミド）やマプロチリン（ルジオミール）などの四環系抗うつ薬，フルボキサミン（ルボックス，デプロメール），パロキセチン（パキシル），セルトラリン（ジェイゾロフト），エスシタロプラム（レクサプロ）などの選択的セロトニン再取り込み阻害薬（Selective Serotonin Reuptake Inhibitors；SSRI），ミルナシプラン（トレドミン），デュロキセチン（サインバルタ）などのセロトニン・ノルアドレナリン再取り込み阻害薬（Serotonin Noradrenaline Reuptake Inhibitors；SNRI），さらにミルタザピン（リフレックス，レメロン）などの薬物が抗うつ薬として使用されている．

　これらの抗うつ薬の使用に際しては，少量から開始して漸増すること，原則として十分量まで増量すること，抗うつ薬に即効性はないことを患者に説明すること，服薬状況を確認することなどが必要となる．実際に薬が効いてくると，少しずつ笑顔が出てくること，まず不安やイライラがとれ，次に気分が上向き，種々の症状が改善した後に最後に意欲が出てくること（症状改善の一般的な順序）などを医療者側が念頭に置いておくことが必要である．なお，睡眠導入剤や抗不安薬として，ベンゾジアゼピン系薬剤がしばしば抗うつ薬に併用されるが，できるだけ少量を必要な時だけに処方することが望ましいと考えられる．それは，ベンゾジアゼピン系薬剤は飲みやすく即効性があるために，依存性の問題が以前より指摘されており，脱抑制や健忘，転倒などさまざまな有害反応が問題になっているからである．

　治療により症状が寛解してもすぐには抗うつ薬をやめてはいけない．少なくとも半年は継続投与して，その後に状態を観察しながら慎重に漸減中止し，途中で増悪することがあれば，元の量に戻すことになる．今までに何度も再発を繰り返す患者には，これまでは抗うつ薬を維持していくことが推奨されたが，最近の研究では3回以上再発を繰り返したうつ病は，双極スペクトラムの可能性が高いという意見もあり，そうであれば炭酸リチウム（リーマス）やラモトリギン（ラミクタール）などの気分安定薬を継続投与するほうが適切かもしれない．

3）大うつ病性障害と双極スペクトラムの鑑別

　最後に，大うつ病性障害と双極スペクトラムの鑑別について言及しておく．単極性うつ病から双極スペクトラムを抽出する視点（これを躁的因子と呼ぶ）として，次のようなものを理解しておくとよい．つまり，現在の特徴として，過眠，過食，不安症状の合併，精神運動制止，気分変動性，精神病症状，自殺念慮などがある．過去の特徴として，若年発症，うつ病エピソードの再発が多いこと，うつ病の罹病期間が長いこと，症状の急速悪化と急速改善，繰り返しの離婚や転職などがある．また，抗うつ薬への反応の特徴は，何種類もの抗うつ薬に反応しないこと，逆に抗うつ薬に急速に反応すること，抗うつ薬によって不眠，焦燥感，不安感など賦活症状が生じること，児童・思春期のうつ病では抗うつ薬により自殺念慮が生じることがあげられる．このような躁的因子に対し治療者側が感度を上げることが，適切な治療を行うために必要である．

文献

1）寺尾　岳，和田明彦：双極性障害の診断・治療と気分安定薬の使用機序．新興医学出版社，2010．

（寺尾　岳）

第2章 精神疾患悪化による摂食嚥下障害の特徴とその支援

　本章では精神疾患悪化による摂食嚥下障害の特徴とその支援について述べる．まず，それぞれの精神疾患やその症状について簡単に説明し，次にそれらに関連した摂食嚥下の問題を述べる．観察・アセスメント・ケアのポイントは，本文とは別に表にまとめた．まずは表を見てそれぞれのポイントを俯瞰した後，必要に応じて本文でその詳細を読み進めてもよい．

　なお，アセスメントの際には良好なコミュニケーションを図り，患者の訴えを傾聴することが極めて重要だが，それは精神疾患患者への対応としては基本的な事項であるため，本章では心身を統合的に観察し得られた情報を解釈するために必要な項目を主に記載した．

1 常同行為や精神運動興奮による食行動の変化

1）常同行為や精神運動興奮による食行動の変化とは

　精神機能に由来する食行動の変化は，衝動的なようにもみえる過食や一気食いなどの<u>動的な様相</u>と，動きが止まってしまい，咀嚼や嚥下もままならないような<u>静的な様相</u>がある．また，口にする物に関しては，①調理された食事，②残飯や調理前の食材（食物），③生垣の葉や花瓶の花，含嗽薬，紙，髪の毛，汚物（異物，非栄養物質）などがある．また異物を口にする場合でも，認知機能の障害があり食物であると誤認識した結果口腔に入れる例から，嚥下する気がなく口腔に入れた（舐めていた，嘔吐反射を起こすために使用した）などの異物を誤って飲んでしまう例，何らかの意図があって明らかに食物でないものを食べた例（都合の悪いものを隠蔽するために食べた）などさまざまである．

　前頭側頭葉変性症（Frontotemporal Lobar Degeneration；FTLD）のなかでも前頭側頭型認知症（Frontotemporal Dementia；FTD）では，食物に関する常同行為や神経心理学症状に関連した食行動の変化が起こる例が多く，クリューヴァー・ビューシー症候群（Kluver-Bucy-syndrome）の出現も報告されている[1]．

　また精神運動興奮における欲動行為（欲動が意志の統制を受けないで直ちに行為に移される

こと）は，統合失調症，境界性パーソナリティー障害，思春期妄想症などにも生じる．欲動の抑えがきかず衝動的な飲酒をする渇酒症（dipsomania）や衝動的な食行動が起こる過食症（bulimia）といった食行動の変化の様相を示す[2]．

本節では，食行動の変化の動的な様相に着目して述べる．

2）常同行為や精神運動興奮による食行動の変化に関連した摂食嚥下の問題

（1）常同行為による食行動の変化

a. 前頭側頭型認知症（FTD）による常同行為

　成人における常同行為は，FTDの神経心理学的症状として出現頻度が高い[3]．具体的に食行動の変化に関連する場合は，決まった食品や料理に対して固執する常同的な食行動となる[1]．特にFTLDの中でも，意味性認知症（Semantic Dementia；SD）は時間と特定の食物への執心が多く，一方FTDに過食・暴食による誤嚥・窒息のリスクを伴う食行動の変化が多いと報告されている[4,5]．FTDでは複数の神経心理学症状が同時に関係する食行動の変化が起こる頻度が高く，常同行為の他に被影響性の亢進，脱抑制，口唇傾向といった神経心理学症状を呈することから，異食，過食（hyperphagia），むちゃ食い・強制食べ（compulsive eating）などの食行動の変化が多く見受けられる[6,7]．口腔内での処理が不完全なままに次々と食物を口に詰め込むケースでは，誤嚥・窒息のリスクが高くなるため注意を要する．

　FTDの常同行為による食行動の変化には，具体的には以下のような例がある．家庭生活において毎日同じものを買ってきて強迫的に毎日同じ時間に食べている，止めると暴力的になる，冷蔵庫を開けたらプリンばかり大量に出てきた，無茶な早食いをするなどである．こうした食行動を続けると体重増加，糖尿病増悪のリスクがある．

　また，地域生活においては，目についた食べ物を手にとって食べてしまう（店で会計前の商品を食べる），"いただきます"の挨拶を待たずに早食いする，スプーンに大盛りの食べ物を口に詰め込む（food gorging）など脱抑制の影響も出現し，在宅において社会生活を送ることが困難になり，窒息のリスクが高くなる．

　FTDは若年発症で器質的な嚥下障害がないことも多く，問題になるのは"食べ方"である．施設や病院において残飯や他人の食べ物をとって食べてしまう，スプーンを使えるのに手で食べるといったケースがある．さらに口唇傾向や被影響性の亢進が強く影響すると，手の届くところにある観葉植物の葉や壁紙，布団，紙，玩具などいろいろな物体を手当たり次第口に持っていき，食べようとするなどの行為が出現するケースもある．

b. 精神発達遅滞による常同行為

　精神発達遅滞で起こる常同行為は，身体を打ち付ける，揺する，時には玩具を口に入れる，服の袖を噛みちぎって食べてしまう，髪の毛をむしって食べるなどさまざまである．患者のこうした行為は，精神的な不安定に加え，特定の物品か物性・触感にこだわって出現することが多く（筆者の経験では，ひも，袖，タオル，自身の指，自身の髪の毛など），常同的に繰り返される異食行為によって誤嚥・窒息や腸閉塞を起こすリスクがある．

(2) 認知機能障害による食行動の変化

　FTD に限らず，変性性認知症のアルツハイマー病（Alzheimer's Disease；AD）やレビー小体型認知症（Dementia with Lewy Bodies；DLB）でも食行動の変化は起こるが，動的な食行動変化は AD 中期に時折みられ，過食傾向が出現した後，食欲低下が起こると報告されている[8]．AD での異食は，中等度から重度 AD の段階に実行機能障害がある上で異物を食物と誤認識（失認）した結果の異物摂食と考えられ，FTD でみられる口唇傾向や脱抑制とは区別されるが，AD に前頭葉障害が併発している場合はこの限りではない．

　中等度から重度 AD では，テーブルに置いてあった含嗽薬を飲んだ，排泄物を手で拭き取って，手に付いたものを舐めた，（つまみ食い感覚で）チラシをちぎって食べたなどのケースが散見される．認知症の進行による嚥下障害も徐々に進行している時期であり，誤嚥・窒息のリスクだけでなく感染など消化管障害のリスクもある．

(3) 精神運動興奮による食行動の変化

　精神運動興奮状態とは，意欲増進（hyperbulia）が著しく強まり，欲動過多，行動過多となった状態である[9]．

a. 躁病性興奮

　双極性障害の躁病相における高揚した気分に基づく多弁・多動の状態で，著しく活動的で対人接触も積極的で干渉的，注意も散漫になる状態である．食欲亢進状態，食欲コントロール能力低下，注意散漫による過食，暴飲暴食など食行動の乱れがある．若年で起こることが多いため，嚥下障害に焦点があてられることは少ないが，注意が必要である．

b. 緊張病性興奮

　緊張型の統合失調症急性期は，不安・緊迫感が現れたもので，統合失調症特有の異常体験（幻覚・妄想など）が背景にあることが多い．多弁・多動で思考も滅裂でまとまりのない行動となり，時には暴力や衝動行為に至るケースもある．おおむね器質的な嚥下障害のない患者に多く起こる症状であるため，緊張が解けたタイミングで一気食いをしたとしても，重篤な嚥下障害を起こすことは少ない．むしろ，体重増加は急性状態からの回復の兆候の可能性があるとさえいわれる（中井，2001, p.70）[10]．

c. その他の精神運動興奮

　精神発達遅滞，てんかん，アルコール依存症の振戦，せん妄，器質性精神障害，心因性精神障害などでも精神運動興奮が認められる．髪の毛をむしって食べる，何かを隠す目的で異物を食べる，嘔吐反射を誘因する目的でスプーンなどの異物を誤飲するなど症状はさまざまである．若年女性の統合失調症初期では，過食・拒食・自己誘発性嘔吐などの摂食障害と判断されるケースもある．

3）観察・アセスメント・ケアのポイント

（1）観察のポイント

a. 病態生理的なもの

①認知機能障害のある患者（FTD，AD，DLB）

　認知機能障害に関する病名，および代表的な神経心理学的症状を把握したうえで，日常生活全般について行動を観察しアセスメントする．摂食嚥下障害に関しては，口腔・咽頭機能だけでなく"食べ方"の観察も重要なポイントである．

②精神疾患のある患者

　精神科病名，およびその病相（ステージ）が重要である．統合失調症患者にしばしば起こるのが水中毒である[11]．理由はさまざまだが，腎の処理量を超えた水分の過剰摂取によって希釈性低ナトリウム血症や間脳変化を起こす可能性も高く，飲水量と体重は常にプロットしておく必要がある（中井，2001，p.27）[10]．間脳の視床下部には摂食中枢，満腹中枢などの血糖調節中枢や飲水中枢など水分調節中枢，下垂体機能の調節中枢があることを忘れてはならない．特に点滴などの設備の無い施設入所者に対しては，そうした設備のある病院への入院も考慮する必要がある．多飲症の患者は，水中毒の可能性があるため，飲水量，体重測定（1日に2回計測し，日内変動をみる）を行う．

　精神運動興奮状態では行動観察が中心となるが，若年者でも著明なるい痩状態や長期の精神科薬剤の服用，多剤服用の壮年・高齢期では，すでに口腔・咽頭の正常な機能が障害されている状態で急性状態になるケースもあるため，嚥下の様子も注意深く観察する．るい痩の顕著な場合は，BMI，抗精神病薬の服用期間，多剤併用の状況，食事中の行動観察，口腔・咽頭の機能評価を行う．

b. 治療・処置に関連するもの

　食行動の変化が認められる患者が保護室に隔離されている場合，室内の備品（靴下，布団の綿，壁紙，観葉植物などの有無）を把握しなければならない．異食をする場合，咀嚼できるとは限らず，自身の歯を脱臼させ飲んでしまうケースもある．また，診療中に薬剤やカルテなどの紙を取って食べようとするケースもあるため，目にした物品を口に入れることを想定して観察をすることが重要である．高齢者の場合，どのような薬剤を内服しているのか，その薬剤には嚥下障害を起こす可能性があるのかを把握する．

c. 状況に関連するもの

　FTDやADなどの認知症では，入院直後のリロケーションダメージ[*1]による食行動の変化などのBPSD（Behavioral and Psychological Symptoms of Dementia）が起こる可能性に十分留意して観察する必要がある．

[*1] リロケーションダメージとは，認知症や要介護高齢者が子どもの住まいに転居したり，介護保険施設に入所したりして，急激な環境の変化が起こったことで，新しい環境や人間関係が精神的なストレスとなって心理的な不安や混乱が高まり，今までになかった認知症の症状やうつ症状が生じる現象のこと．高齢者や認知症患者，障害者はもともと予備能力が少ないため，大きなストレスがかかると，それに対応するだけの能力が足りなくなった結果，環境に適応できなくなってしまう．環境の変化は，想像以上に精神的なストレスとなり，行動の失敗も引き起こしてしまうため，注意が必要である．

精神運動興奮状態での不安，焦燥によって摂食行動を取らない場合は，嚥下障害の可能性はないため消耗と栄養障害のアセスメントを行う．統合失調症の幻覚・妄想により入院加療が必要になった患者は，食事に対して意欲的ではないことが多い．むしろ，とくに入院したばかりで施設への信頼感がないうちには提供される食事への信頼もない可能性がある（中井，2001, p.137）[10]．詳細は幻覚・妄想状態の場合の項（p.18〜）に譲るが，食事に毒を盛られているなどの猜疑心・被害妄想から，水も飲まないことがしばしばみられる[12]．また入院・入所では対人ストレスから食行動の変化が起こりうるため，同室や同フロアになった他の患者との相性・力関係も影響することを考慮する必要がある．

d. 発達段階に関連するもの

精神発達遅滞などの患者では，不安，焦燥，嫌悪など精神的な負の要因によって異食が起こることも少なくないが，食物以外のもので遊んでいて飲んでしまうケースもある．常同的に繰り返される行為が多いため，過去のアセスメントや生活情報が行動観察の参考になる．家族関係が関与するケースも少なくないため，患者の家庭環境や生活環境などについても普段から把握しておく必要がある．

高齢期の食行動の変化は"食べ方""食べた物"の問題なのか，"口腔・咽頭の機能"の問題なのかを分けてアセスメントする必要がある．"食べ方"については薬剤や食事環境，支援の仕方で調整しうる可能性があり，"食べた物"については食物か異物かをアセスメントし，生活環境と食形態で調整しうる可能性がある．

（2）アセスメントのポイント

a. 手際よく計画的に観察する

①うまくコミュニケーションをとる

警戒されないように，"なんとなく傍にいる"ことから始める．

②相手の話を注意深く聞く

とくに認知機能障害がある場合は，聞いただけでは食行動の変化について情報を得られないことも多い．ADでは社会性や会話が保たれている時期にも食行動の変化が起こるため，それを指摘すると取り繕い言動や不快による易怒・不穏などのBPSDが引き起こされることも少なくない．そのため，自然に再発防止を支援することが必要である．

統合失調症患者では，味がわからない，美味しいかまずいかわからないためにむちゃ食いになってしまっているケースがある（中井，2001, p.27）[10]．甲状腺機能亢進や亜鉛不足，向精神薬の有害反応も検討のポイントである．会話の中から自然に聞き出すことが望ましいが，言葉による回答が得られないことも多いことを念頭に置いておく必要がある．

b. 身体診察をする

常同的な食行動の変化がある場合は腹部レントゲンを撮影し，異物が消化管内にないかを確認する．腸閉塞の可能性があれば内視鏡検査も有効である．頭皮の状態から抜毛癖，身体や手の状態から自傷行為や嘔吐癖がないかを確認する．摂食嚥下機能評価に応じることが困難であることも，考慮する必要がある．

c. データを解釈し検証する

　疾患の特徴である症状を把握したうえで，観察によってなぜ，この時期，この時間に，この環境で，この行動をとるのかを常に検証する．誤嚥・窒息など嚥下障害の可能性がある場合は心理面に配慮しつつ安全を優先して支援する計画を立てる．

（3）ケアのポイント

　衛生面や他の患者への影響にも配慮が必要であるため，FTD患者専用スペースを設置し対応する施設もある．FTDで食行動の変化が問題になる頃には会話が障害されていることが多く，特に異食の原因を本人から聞き出すことは困難であり，説得は効果的でない．そのため，FTD患者に対し観察的なアセスメントとジェスチャーや環境整備による支援が有効である．

　FTDのケアでは常同行為を利用した行動変容が可能なケースがある．例えば，口唇傾向，脱抑制，注意転導性の亢進によって，他の患者の食事を盗って食べてしまうというケースでは，トラブルの原因になる他の患者の食物に手を出さないために，"他の常同行為に気持ちをひきつけておく"という行動変容を計画する．具体的には，自身の食事後に決まった時間の散歩や畑仕事に連れ出す，部屋の中を周徊しているのであれば，間食としてカット野菜などのヘルシーでリーズナブルな食品を周徊ルートのテーブル上に置いておくなどして，周徊中につまめるよ

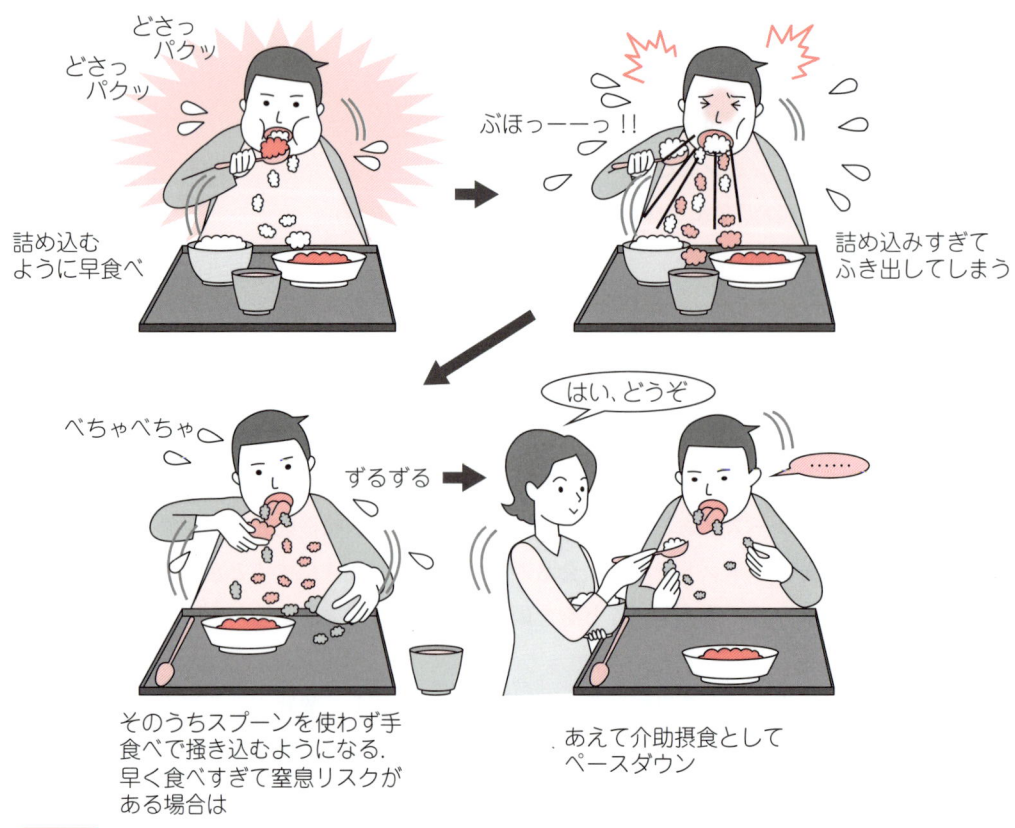

図 2-1-1　FTDの食べ方の特徴と食事提供の工夫

うにしておくなどの工夫ができる[13]．FTD の行動変容を成功させるには，本人の趣味や FTD の神経心理学的特徴を把握した計画を立て，毎日同じ行動変容プランを繰り返し行うことが必要である．

食事については，早く食べすぎて窒息しそうであれば，一時的に食形態を落とし介助摂食にしたり，小皿に分けて食事提供するなどの工夫を行う（図 2-1-1）．認知症の進行により食行動にも変化が起こるため，数カ月に一度の再アセスメントを行う必要がある．自立摂食のペースが速すぎて，窒息のリスクを回避するために介助摂食にしていた FTD 患者が，半年後に自立摂食を試したらペースダウンしていた，というケースもみられる．

精神発達遅滞による常同行為では，生活全般の行動パターンを把握したうえで衣服や介助者も含めた環境調整が重要である．精神運動興奮状態，とくに統合失調症の急性状態に関しては，われわれ医療者は彼らがまず，未曾有の事態に直面しているのだということを忘れてはならな

表　常同行為や精神運動興奮の観察・アセスメント・ケアのポイント

観察のポイント	**a. 病態生理的なもの** ・日常生活（特に行動面）の特性を把握 ・摂食行動の変化（むちゃ食い，詰め込み食べ，異食）といった食べ方の特徴 ・全身的筋力低下の有無 **b. 治療・処置に関連するもの** ・薬剤の有害反応の有無 ・保護室・居室の備品で，異食の対象となるものがないか ・嚥下障害を起こす既往歴や薬剤服用の有無（高齢者は特に注意する） **c. 状況に関連するもの** ・急激な環境の変化の有無 ・周囲の人との関係性（人間関係によるストレスの有無） **d. 発達段階に関連するもの** ・精神発達遅滞の場合，食べ物以外のものでの遊び，口や歯を使った習癖など（家族から普段の様子や行動を情報収集する） ・高齢者の食行動の変化の場合，食べ方や食べた物の問題なのか，口腔および咽頭機能の問題なのか，情報を整理する
アセスメントのポイント	・疾患特有の神経心理学的特徴を把握したうえで，日常生活行動すべてを観察する． ・認知機能，理解力 ・摂食の様子，嚥下の様子の注意深く観察する． ・物品，支援の仕方を含め食事提供の環境は適切か ・生活環境に異食して窒息リスクのある物品がないか ・リロケーションダメージはないか ・入院患者間の力関係は不適切でないか ・環境変化，離別，不安，焦燥などの心理的要因の有無 ・潜在的な嚥下障害の有無
ケアのポイント	・環境の調整（異食行動を想定して環境調整をする，カット野菜など食べても問題のないものを置いておく，他の患者との調整など） ・食事提供方法の調整を検討する（小皿に分けて提供，食形態の調整，一時的な介助摂食など）． ・リスクの優先順位づけ ・環境に慣れるまでは行動を注意深く観察する． ・保護的，愛護的に見守り，行動観察による行動の予測を行う．

い[14]．すなわち，精神運動興奮状態に陥っている時は不安や焦りに追われ戦っている状態であって，緊張し食事や睡眠が二の次になっている（中井，2001，p.132）[10]．もし，彼らなりの何らかの理由があって過食・過飲行動があるとしても，窒息や生命危機のリスクが低ければ，精神状態の回復を優先し，腰をすえた見守りに徹することが必要である．むしろこのような状態の時は，病棟での他患との対人ストレスに留意し，部屋割や活動時間割を配慮する．前述のように，食欲が出てくる，味がわかることが回復の兆しとして考えられている．

4）評価のポイント

　実際に口にする物と嚥下機能で結果が大きく異なることから，どういったタイミングで，どの環境の物を口にするのか，その時の様子はどうかなどのアセスメントが重要である．咽頭期嚥下障害がない患者でも，摂食行為によっては二次的な嚥下障害（誤嚥・窒息など）が起こりうることも把握した対応が重要である．異食が起こる生活環境であったのか，患者の嚥下機能とそれに見合った食物を摂取できたのか，食べるペースはどうだったのか，誤嚥や窒息を呈していないのかを評価する．認知症の場合は，症状の進行と食行動の変化を継時的に評価する．

文献

1) 品川俊一郎：専門医のための精神科臨床リュミエール12　前頭側頭型認知症の臨床．池田学編集，前頭側頭型認知症の食行動変化．pp.155-161，中山書店，2010．
2) 濱田秀伯：精神症候学．第2版，pp.322-323，弘文堂，2009．
3) 前掲書1），pp.146-153．
4) Snowden JS, et al：Distinct behavioural profiles in frontotemporal dementia and semantic dementia. J Neurol Neurosurg Psychiatry, 70：323-32, 2001.
5) Langmore SE, et al：Dysphagia in patients with frontotemporal lobar dementia. Arch Neurol, 64：58-62, 2007.
6) 織田辰郎：前頭側頭葉変性症（FTLD）の診断と治療―前頭側頭型認知症・意味性認知症・進行性非流暢性失語―．pp.18-30，弘文堂，2008．
7) Neary D, et al: Frontotemporal lobar degeneration: a consensus on clinical diagnostic criteria. Neurology, 51(6): 1546-1554, 1998.
8) Ikeda M, et al：Changes in appetite, food preference, and eating habits in frontotemporal dementia and Alzheimer's disease. J Neurol Neurosurg Psychiatry, 73：371-376, 2002.
9) 濱田秀伯：精神医学エッセンス．第2版，p.72，弘文堂，2011．
10) 中井久夫，山口直彦：看護のための精神医学．医学書院，2001．
11) 朝田隆・他編集：精神科診療トラブルシューティング．p.157，中外医学社，2008．
12) 春日武彦：援助者必携　はじめての精神科．p.57，医学書院，2004．
13) 平野浩彦編著，枝広あや子・他著：認知症高齢者への食支援と口腔ケア．p.48，ワールドプランニング，2014．
14) 中井久夫：からだの科学選書　精神科治療の覚書．p.118，日本評論社，1982．

（枝広　あや子）

2 昏迷状態による食行動の変化

1）昏迷とは

　昏迷とは，意欲（欲動＋意志），行動の障害で，意志の表出がない，あるいは極めて乏しい状態をいう．一切の自発的行動がなくなって患者は動かず，極端な場合は臥床したまま食事も摂らず，話しかけや外部からの刺激に対しても全く反応しない[1]．

　昏迷に至るまでの過程はさまざまである．意識は清明に保たれているにもかかわらず，意志の表出はできない．昏迷からの回復後に看護師の対応や声を断片的に覚えている患者も多く，昏迷や亜昏迷時に行う看護はその後の信頼につながる．常に患者を尊重した態度で安心感を与えるようなケアを行うことが重要である．

　精神疾患を原因とする昏迷には大きく分けて，うつ病性昏迷，緊張病性昏迷，解離性昏迷の3つがあるが（表2-2-1），この節では緊張病性昏迷による食行動変化への対応を中心に述べる．

2）昏迷による食行動の変化に関連した摂食嚥下の問題

　昏迷と摂食嚥下に関連した問題は，摂食嚥下障害のみならず患者の安全な確保，合併症の防止につながる重要な課題である．昏迷状態で入院に至った患者の多くは，唾液嚥下さえしようとせず，口腔内に唾液を貯留していることが多い．唾液や痰の吸引を必要とし，誤嚥性肺炎を発症している患者もまれではない．そのため，誤嚥を防止する口腔ケアを中心とした援助から開始し，身体全体を視野に入れたケアについても検討する．

（1）精神状態の悪化

　原因となる疾患により患者の体験内容や昏迷に至る過程は異なるが，不安や緊張を抱えたままの意志の表出ができないため，食物を認識できても食行動につながりにくいことがある．

（2）脱水および低栄養

　拒食により経口摂取のできない状況にある場合は必要水分量および栄養量が不足し，脱水や

表2-2-1　昏迷

うつ病性昏迷	意欲の低下が高度になり，行動の表出がなくなったものである．悲壮感のために身動きができないように見えることもある．
緊張病性昏迷	幻聴や妄想があまりにも活発で身動きがとれない状態である．
解離性昏迷	無意識な葛藤に耐えきれず，自らを防衛するために無意志的に一時活動を停止しているものである．

（坂田三允：症状別にみる精神科の看護ケア．p.151，中央法規，2010.）

低栄養につながる．脱水によって唾液の粘度が増すことにより，口腔内の感覚，知覚も低下する．また，脱水による唾液分泌の低下は，食塊の形成を困難にさせるため，口唇閉鎖や食塊の咽頭への移送に問題を生じやすい．低栄養状態の長期化は，嚥下機能の低下にもつながるため，昏迷状態の速やかな改善が必要となる．

（3）抗精神病薬の有害反応

　精神疾患によっては抗精神病薬の服用中止と開始がともに昏迷の原因となる可能性が指摘されている[3]．抗精神病薬の自己中断といった服薬コンプライアンスの低下が昏迷を招く場合もあるため，昏迷に至る以前の情報は可能な限り聴取する必要がある．昏迷においては原疾患と薬物の服薬歴を把握する．そして，どのような有害反応によりどのような障害が起こるのかを判断し，介入することが重要である．

（4）活動性の低下（長時間の同一姿勢）

　昏迷の際は，無動な状態が長く続くことが多い．緊張病性昏迷ではカタレプシー[※2]を呈することがあり，自発性がなく自ら体位も変えることもできず，急性期では身体拘束や隔離室対応となることが多い．昏迷による長時間の同一姿勢は，頸部後屈位による舌根沈下や口呼吸による口腔乾燥によって，誤嚥や誤嚥性肺炎のリスクが増す．そのため摂食嚥下障害患者への代償法としてポジショニング[4]が位置づけられており，昏迷に関連した摂食嚥下障害による誤嚥を予防し，安全な食の自立に向けての一手段として有効である[4]（図2-2-1）．

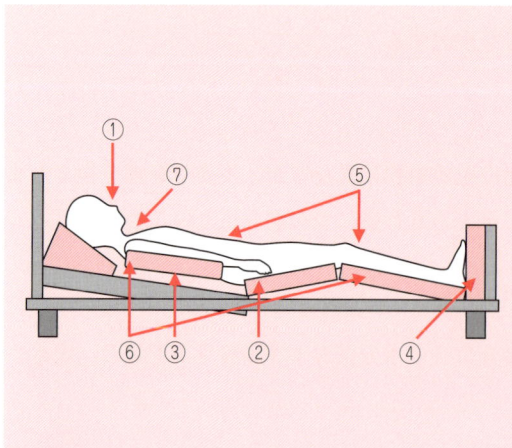

ポジショニングの実施方法
①ポジショニングを実施することを伝える
②腰の位置をベッド分岐部よりやや上に移動する
③脇の枕を体に密着させ，上体と上肢を安定させる
④足底をつける工夫を行う（体のズレを防ぎ，嚥下力が向上）
⑤ベッドを足側から上体側へと段階的に挙上する
⑥背抜き，足抜きを行う（除圧やズレを補正）
⑦頭頸部を軽度前屈（胸部と顎の間隔を4横指程度とし，頸部伸展による誤嚥のリスクを防止する）
⑧全体姿勢の評価と確認を行う（ベッドから離れて確認する）

図2-2-1　ポジショニング
（迫田綾子編：誤嚥を防ぐポジショニングと食事ケア．三輪書店，2013より改変）

[※2] カタレプシーとは，他動的にとらされた肢位や姿勢を長時間保つ状態のこと．

3）観察・アセスメント・ケアのポイント

（1）観察のポイント

a. 病態生理的なもの

〔精神疾患〕

　統合失調症，うつ病，双極性障害，躁病，気分障害などの基礎疾患の有無を情報収集する．昏迷に至る最近の状況や向精神薬の服薬状況を家族や介護者などから情報収集する．現時点での抗精神病薬の有害反応の有無，服薬歴，精神状態を観察し経過を記録しておく．

〔身体状況〕

　全身状態，意識レベルの変化，経時的なバイタルサインの変動，経皮的動脈血酸素飽和度（SpO_2）測定を観察する．昏迷によって，脱水が起きたり栄養状態が変化しやすいため，補液，全身状態や合併症，血液データなどを観察する．

〔意志の表出と自発的行動の抑制〕

　言葉かけに対する反応（表情や視線を合わせる，開眼する，うなずく，指先をわずかに動かすなど），または医療者の非言語的コミュニケーションに対する患者の反応を観察する．また，行動の増加や減少，昏迷の有無，反響言語や動作，常同行為（同じ動作や行動，同じ姿勢），拒絶といった行動の変化を経時的に観察する．

〔摂食嚥下機能評価〕

　積極的な摂食嚥下機能評価の介入はできない状況が多い．口腔内状況，頸部聴診法，改訂水飲みテスト（Modified Water Swallow Test；MWST），SpO_2 で評価する．

- 準備期及び口腔期では唾液の貯留や舌苔の有無，嚥下の惹起反射に関する口腔内の動き（口唇閉鎖，下顎の安定，舌の前方固定，舌の移送運動）の有無を観察する．
- 咽頭期では，無動の状態でも唾液は嚥下していることが多いため，嚥下反射の有無と喉頭挙上の観察を行う．嚥下反射が惹起されることを確認し，改訂水飲みテストを行う．（水は咽頭に早く流れ込み，むせの原因となるため，増粘剤を使用した 0.5〜1％のトロミ水を使用する場合もある）．頸部聴診法は，改訂水飲みテストや摂食場面において行う．嚥下前後の呼吸音を頸部より聴診し，嚥下後の呼吸の異常音や変化があれば咽頭残留や誤嚥を疑う．
- 昏迷においては，SpO_2 を呼吸状態を反映するバイタルサインのモニタとして使用する．
- 昏迷が軽快した後，興奮やまとまりのない行動の出現によって摂食行動の異常を呈する場合があるため，一口量の多さ，早食い，嚥下機能に合わない食べ方の有無を観察する（第1節を参照）．

b. 治療・処置に関連するもの

- 抗精神病薬の服用継続，中止・変更の検討とともに，原因疾患の治療を並行して行う．
- 急性期の昏迷では行動の予測ができないため，十分な観察ができる隔離室で身体拘束を行う場合がある．身体拘束時の摂食嚥下機能に関する観察項目は他章（p.107〜）に譲る．
- 薬物治療抵抗性を示し，昏迷の継続，強い希死念慮，悪性症候群（無反応，無動，全身の

15

筋緊張）など次第に精神状態の悪化がみられる場合には，修正型電気けいれん療法が検討される．実施時には修正型電気けいれん療法による昏迷の改善と摂食嚥下機能の変化を経時的に観察する．

c. 状況に関連するもの

昏迷をきたす前の家族との関係性は，食事を支援するにあたり重要である．嚥下状態を考慮した好物の提供などの協力を得ることもあるため，家族との面会時の反応や行動を観察する．

d. 発達段階に関連するもの

発達段階に関係なく昏迷となるが，老年期では青年期，壮年期と比べ身体状況も悪化しやすい．

（2）アセスメントのポイント

a. 手際よく計画的に観察する

- 昏迷は，原因や治療の反応性が多様である．また，その病態は単純でなく脳内の複数の神経伝達物質の異常が関与しているものと推測されるため[3]，昏迷に至るまでの経過を把握し，精神症状の改善を図る．
- 抗精神病薬の有害反応，身体拘束，精神状態などの悪化による同一姿勢の持続が摂食嚥下機能に与える影響や全身管理が必要なため，低栄養状態のリスクをアセスメントすることが必要である（p.31〜32参照）．
- 摂食嚥下機能に関連した基礎疾患や身体疾患をすべて除外して，精神疾患による摂食嚥下機能をアセスメントする．
- 積極的な摂食嚥下機能評価の介入はできない状況が多いため，できる範囲で情報収集する．

b. 身体を診察する

嚥下反射惹起の関連項目を観察する．

c. データを解釈し検討する

昏迷が軽快した後，興奮やまとまりのない行動の出現によって摂食行動の異常を呈する．

（3）ケアのポイント

内的不安や緊張が著しい急性期には，セルフケアは全介助とする．

- 全身管理下で気道感染や栄養摂取方法への介入を行う．
- 唾液や痰の貯留を意識し，誤嚥防止と長時間の同一姿勢による圧迫やずれを軽減するポジショニングの調整をする（リクライニング位で，気道が上，食道が下となる姿勢をとり誤嚥のリスクを減らす）．
- 口腔ケアや喉のアイスマッサージを行い，口腔・咽頭知覚の賦活と嚥下反射を誘発し，摂食嚥下機能の低下を防止する．
- 患者への対応のポイントとしては，①自発的な動きを必要以上に求めない，②過剰な刺激を与えないような声かけを行いケアの内容を十分に説明する，③プライバシー保護のために環境調整を行う，④まとまりない言動や突発的な暴力行為や破壊行為を起こすことがあ

るため，複数人で対応できる時間帯にケアを実施する，などがある．

表　昏迷の観察・アセスメント・ケアのポイント

観察のポイント	**a. 病理生理的なもの** （精神疾患） ・精神疾患既往の有無 ・昏迷状態に至る最近の状況や向精神薬の服薬状況（本人以外から情報収集） ・抗精神病薬の有害反応の有無，服薬歴，精神状態 （身体状況） ・意識レベルの変化 ・バイタルサインの変動 ・SpO_2 ・脱水や栄養状態（血液データ） （意志の表出と自発的行動の抑制） ・言葉かけに対する反応の有無 ・行動の増加や減少 （摂食嚥下機能評価） ・口腔内状況（唾液や痰の貯留，舌苔の有無），摂食動作，頸部聴診（摂食時や改訂水飲みテスト時） ・嚥下反射惹起に関する口腔内の動き（口唇閉鎖，下顎の安定，舌の前方固定，舌の移送運動）の有無 ・流涎の有無 ・喉頭挙上の観察 ・嚥下反射が認められた場合は改訂水飲みテストを行う（1％トロミ水使用の場合もある）． ・自力摂取が可能になった際の，一口量の多さ，早食い，嚥下機能に合わない食べ方の有無 **b. 治療・処置に関連するもの** ・通院歴，服用薬剤，家族歴，昏迷に至るまでの最近の状況について聴取する． ・隔離室で身体拘束を行う場合がある． ・薬物治療抵抗性を示し，昏迷が継続する場合に，修正型電気けいれん療法を検討する．実施時には修正型電気けいれん療法による昏迷の改善と摂食嚥下機能の変化を経時的に観察する．
アセスメントのポイント	・積極的な摂食嚥下機能評価の介入はできない状況が多いため可能な範囲で情報収集する． ・頸部聴診では嚥下前後の呼吸音を聴診し，湿性音による咽頭残留，嚥下反射の判断，嚥下音に伴う異常音を評価し咽頭残留や誤嚥の可能性をアセスメントする． ・嚥下反射惹起の関連項目を観察する． ・昏迷が軽快した後，興奮やまとまりのない行動の出現によって摂食行動の異常を呈する． ・拘束実施により仰臥位では頸部が後屈し舌根沈下や口呼吸となりやすく，誤嚥や感染のリスクが高まりやすい．
ケアのポイント	・開口困難な場合は顔面清拭や口唇周囲・頬の筋肉をマッサージして緊張をほぐす． ・口腔，咽頭知覚の賦活や嚥下反射を促進するために喉のアイスマッサージを実施する． ・流涎がある場合は，皮膚へのアイスマッサージを実施する[5]． ・口腔乾燥がある場合は，唾液腺マッサージを実施する[6]． ・誤嚥を防止するポジショニングを実施する（口腔ケア時，安静時）． ・口腔内唾液の貯留や頸部聴診による呼吸音に伴う湿性音，SpO_2の低下時は吸引を実施する． ・動揺歯や咬舌などの口腔内異常に注意する．

4）評価のポイント

　精神症状による昏迷の場合，意識清明であるため，自分の周囲で起こったすべての状況を明確に把握できるという強みがあっても，食べること，飲み込むことといった意志や動作が発せられないため，患者の個別性に合わせたケアが提供できたのかを評価する．摂食嚥下ケアの評価のポイントは，①合併症の予防（誤嚥性肺炎の徴候を認めない），②摂食嚥下機能の改善（嚥下反射惹起がみられ，唾液嚥下ができている），③口腔内汚染の改善（口腔乾燥がなく，唾液の貯留及び舌苔や痰の付着が減少する），④栄養管理（適切な水分量および栄養摂取方法が決定し，実施されている）である．

文献
1) 川野雅資編：新看護観察のキーポイントシリーズ　精神科1．pp.189-197，中央法規，2011．
2) 坂田三允：症状別にみる精神科の看護ケア．pp.145-155，中央法規，2010．
3) 野中俊宏，岡崎祐士：精神科身体合併症病棟でみられた昏迷症例．精神医学，38(9)：1405-1417，2009．
4) 迫田綾子編：図解ナース必携　誤嚥を防ぐポジショニングと食事ケア―食事のはじめからおわりまで．pp.ⅱ-ⅲ，三輪書店，2013．
5) 田中靖代：食べるって楽しい！看護・介護のための摂食嚥下リハビリ．pp.82-89，日本看護協会出版会，2002．
6) 柿木保明：唾液から見たリハビリテーション．デジタルハイジーン別冊　唾液と口腔乾燥症．柿木保明，西原進次編，pp.74-77，医歯薬出版，2003．

（中村　清子）

3　幻覚・妄想状態による食行動の変化

1）統合失調症にみられる幻覚・妄想（精神病症状）とは

　統合失調症の症状パターンは，"精神病症状"（例：幻覚および妄想），"解体"（例：思考障害および奇妙な行動），"陰性症状"（例：情動生活，自発性，思考，および対人関係の貧困）のいくつかの組み合わせで構成され，それらは統合失調症に特異的というわけでなく，統合失調症と混同されうる他の多くの精神疾患でも出現する[1]．統合失調症の定義上の問題として，特徴的な症状または定型的な経過は存在せず，表現型が不均一で他の障害との境界があいまい[2]なことがあげられ，治療法やかかわり方は確立されているが，病態生理はいまだ十分に解明されていない．

　妄想は主として自己に結びついた誤った確信であって，周囲から合理的・論理的反証をあげても訂正することができない不合理な内容である[3]．統合失調症の妄想には，注察妄想（見張られている），追跡妄想（追いかけられている），被毒妄想（毒を盛られている），関係妄想（他人から自分の悪口を言われている），恋愛妄想（相手から恋愛感情をもたれて迷惑している），嫉妬妄想（配偶者の不貞を疑っている）といった被害的な内容や周囲の出来事を自己に関連づけて解釈する内容が特徴的である（p.97～102参照）．

表 2-3-1 統合失調症の診断基準

A．特徴的症状 　以下のうち 2 つ（またはそれ以上），おのおのは 1 カ月の期間（治療が成功した場合はより短い）ほとんどいつも存在する． 　1）妄想 　2）幻覚 　3）まとまりのない会話（例として頻繁な脱線や滅裂） 　4）ひどくまとまりのないまたは緊張病性の行動 　5）陰性症状，すなわち感情の平板化，思考の貧困，または意欲の欠如 　　注）妄想が奇異なもの，幻聴がそのものの行動や思考を逐一説明する，2 つ以上の声が互いに会話している，これらでは基準 A の症状を 1 つ満たすだけでよい．
B．社会的または職業的機能の低下：障害の始まり以降の期間の大部分で，仕事，対人関係，自己管理などの面で 1 つ以上の機能が病前の水準よりも著しく低下している．
C．期間：障害の持続的な徴候が少なくとも 6 カ月間存在し，その間に基準 A を満たす各症状が少なくとも 1 カ月存在する．
D．失調感情障害と気分障害の除外
E．物質や一般身体疾患の除外
F．広汎性発達障害との関係

（高橋三郎・他：DSM-Ⅳ-TR 精神疾患の分類と診断の手引．pp.125-126，医学書院，2003 を改変）

　統合失調症の幻覚は幻聴が主であり，周囲から迫害される恐ろしさと関連する．例えば，「愚か者」「殺される」「大金持ちにしてやる（しかし，罰ゲームにより落とされそうな感覚）」といった自分の考えが外部の声となって聞こえる（思考化声），2 人以上による自分に関する会話が聞こえる（対話形式の幻聴），実況中継のように自分の行為を批判する幻聴（注釈幻声）などがあり[4]，程度の差はあるが患者にとってその内容は脅迫的，命令的，屈辱的，攻撃的な意味合いをもつ．

　統合失調症の症状パターンは幻覚や妄想といった精神病症状の他に，解体，陰性症状のいくつかの組み合わせで構成され，個別性に富む症状を呈する．統合失調症の診断基準を表 2-3-1[5]に示す．

　参考までに，解体とは（以前は破瓜型と呼ばれた），まとまりを欠く行動，原始的な状態への対抗や抑制のなさ，現実との接触の希薄さ，不適切なにやにや笑いといった特徴がある[6]．また，陰性症状には，①情動鈍麻（表情変化の欠如，自発的動きの減少，声の抑揚の欠如など），②思考の貧困（会話量の貧困，会話内容の貧困，途絶など），③無為などの意欲減退（身だしなみと清潔度，職業や学業維持困難など），④快感消失（娯楽への関心や余暇活動，親密さや親近感を感じる能力など）がある[7]．

2）幻覚・妄想（精神病症状）による食行動の変化に関連した摂食嚥下の問題

　精神科領域の嚥下障害は，精神病症状悪化が原因と考えられる嚥下障害と，原疾患に合併した嚥下障害とに大別される[8]．統合失調症患者の幻覚および妄想と摂食嚥下障害との関連につ

いて以下にまとめる.

（1）精神病症状悪化を原因とする摂食嚥下障害

　急性期の患者は，被害妄想や関係妄想，幻聴によって極度の恐怖を経験し，自己管理能力が著しく低下し栄養状態の悪化を招きやすく，緊張病性の興奮状態では極度に衰弱することがある[9]ため，急性期は身体管理を十分に行いながら幻覚や妄想といった精神病症状の改善を図る．①昏迷や興奮が持続し，薬物療法の効果が期待できず，全身状態の悪化や自傷・他害の危機が切迫したとき，②希死念慮や自殺企図があり，自殺の危険が切迫したとき，③重度の身体合併症や薬物不耐性のため，有効な薬物療法が行えないときには，電気けいれん療法[10]が適応となる．

　回復期に入ると精神症状自体は安定し始めるが，幻覚・妄想は完全に消失するのではなく，被害妄想（外に出ると狙われるので）に対する対処行動（引きこもる）によって日常生活動作が減退すると，摂食嚥下機能にも影響を与える．統合失調症で嚥下障害を呈した患者の嚥下機能は日常生活動作の自立の可否，屋内生活の自立の可否，座位の可否と優位に相関し，年齢や嚥下機能評価時の抗精神病薬の投与量や口腔顔面ジスキネジアの有無と相関しなかった[11]ことが報告されており，薬の投与量だけではなく，精神状態，日常生活自立度も含めた全人的な観察が必要である．医療者や家族に対する関係妄想，とくに被毒妄想による拒食や拒薬などの行動は低栄養や精神病症状改善の阻害因子だが，（無理やり飲まされる，食べさせられることを懸念して）拒食や拒薬を医療者に隠すこともあるため，精神状態を丁寧に観察する．

　再発や再燃の際には，不安，緊張，食欲低下，集中力低下，睡眠障害，抑うつ，社会的引きこもりといった非特異的な前駆症状が出現しやすい[12]ため，精神状態と摂食嚥下機能に影響された身体合併症の問題も念頭に置く．

（2）原疾患に合併した摂食嚥下障害

a. 抗精神病薬の有害反応による摂食嚥下障害

　抗精神病薬の主作用は，ドパミン受容体の1つであるD_2受容体を遮断し，幻覚や妄想といった陽性症状を軽減させる．しかし，ドパミン受容体の遮断による有害反応としての錐体外路症状（EPS）が口腔機能に悪影響を与える．錐体外路症状（EPS）とは，錐体外路の障害によって生じる不随意運動であり，個々の運動の合理性や滑らかさが障害された状態を指す（p.74〜78参照）．

　錐体外路症状（EPS）は，薬原性錐体外路症状評価尺度（Drug Induced Extra-pyramidal Symptoms Scale；DIEPSS）[13]により，歩行，動作緩慢，流涎，筋強剛，振戦，アカシジア（下肢のむずむず感など），ジストニア（筋の緊張の異常な亢進），ジスキネジア（運動の異常に亢進した状態），概括重症度（錐体外路症状（EPS）全体の重症度）の計9ポイントで評価される．

　遅発性ジスキネジア（抗精神病薬の長期投与後に出現する難治性かつ持続的なジスキネジア）になると，口腔準備期で咀嚼を妨害し，口腔相で口腔における嚥下動作の開始を遅延させる[14]ため，有害反応のモニタリングを行い，薬剤の処方の検討を行う必要がある（p.53参照）．遅発性ジスキネジアは，異常不随意運動評価尺度（Abnormal Involuntary Movement Scale；

AIMS)[15, 16] により，顔面および口の運動，四肢の運動，体幹の運動，総合判定，歯の状態に分類される．これらの症状の早期発見と他薬剤への変更を検討することは，摂食嚥下障害のリスク管理に大変役立つと考える．

　服薬によって幻覚や妄想の安定化が得られるが，薬の有害反応により嚥下障害が出現する．確実な内服ができないことにより，症状が悪化しやすいといった悪循環があるため，医療者は有害反応の観察を行い，その患者にとって有害反応がより少ない薬物を選択する必要がある．

　錐体外路症状（EPS）によって急性咽喉頭ジストニア[17]が生じると，咽喉頭狭窄をきたし，嚥下困難，構音障害，呼吸困難を招くこともあるため十分な観察が必要である．

　抗精神病薬の有害反応には，錐体外路症状（EPS）以外に鎮静，抗コリン作用がある．鎮静は安全な摂食動作に負の影響を与え，抗コリン作用は唾液分泌障害や下部食道内圧の低下を招くため，食塊形成の不全や胃食道逆流の関連因子となる．

b. 歯科的な問題

　歯牙欠損による咀嚼機能低下（口腔環境の劣悪化が原因）は，統合失調症の診断基準の1つである社会的機能の低下の自己管理能力と深く関連する．歯磨きや入浴といった身体保清が十分にできないため，う蝕や歯周病の悪化が生じやすい．また，精神疾患患者は喫煙率が高い[18]．喫煙は歯周疾患（歯槽膿漏）の最大のリスクファクターといわれており[19]，菓子類や炭酸飲料の過剰摂取といった食習慣が加わると歯牙欠損の大きな要因となる．

c. 統合失調症患者の低体重の問題

　統合失調症患者の体重管理については，肥満の問題のみでなく低体重の問題もあげられ，重篤な精神状態，高用量の抗精神病薬投与，高頻度な身体合併との関連や[20]，咀嚼機能や嚥下機能の障害が食事摂取量の低下を引き起こすため，患者の口腔ケアの不十分さが低栄養と関連すると報告している[21]．わが国の統合失調症の入院患者は，低体重の割合が一般成人と比較して2.8倍も多く，関連因子には，3カ月以上の入院，抗精神病薬の定型単剤，非定型単剤，閉鎖病棟での入院[22]があるとし，抗精神病薬の長期服薬の影響による消化吸収率低下や精神症状悪化による食への興味・関心の低下の可能性があるため，口腔ケア不足への対応が必要である．

3）観察・アセスメント・ケアのポイント

（1）観察のポイント

a. 病態生理的なもの

〔精神症状〕
- 根拠がなく非現実的な確信に基づく言動の変化と日常生活自立度を把握する．
- 急性期において緊張病性興奮がある場合は，興奮による活動状況を観察する（とくに食事中の行動観察を行い事故の予防を図る）．
- 回復期において，統合失調症の被害妄想や関係妄想による恐怖心により人との交わりを避け，自己管理能力が低下するため，精神状態の変化や日常生活動作の変化を看護記録に経時的に記載しておく．

- 幻覚や妄想によって生活動作（独歩歩行が可能か，座位姿勢は30分程度可能か，上肢や手指運動機能の変化，歯磨きを丁寧に実施できているか，食べ方のスピード）に影響が生じているのかを観察する．病的体験によって恐怖心や集中力が低下して影響を受けていないかを把握する．
- 用心深く疑い深い態度，過度の警戒心，他人が自分を傷つけるといった猜疑心によって，医療者が関与する行為（食事，与薬など）を被害的に受け止めていないか，食べたふりや飲んだふりをして，トイレや洗面所で吐き出していないかなどを観察する．
- 再発や再燃の際は，精神状態（不安，緊張，食欲低下，集中力低下，睡眠障害，抑うつ，引きこもり）の変化が徴候として現れるため，観察を行う．

〔身体所見〕
- 食事の摂取量，水分摂取量（多飲症か，水分摂取不足か），食欲の有無，食事のおいしさに関する主観的な情報，清涼飲料水の摂取量，おやつの摂取量を観察する．
- 客観的栄養評価（Objective Data Assessment；ODA，p.32参照）により，栄養状態の経過を観察する．
- 喫煙状況を把握する．

〔摂食嚥下機能評価〕
　精神症状の程度によるが，嚥下の自覚症状を聞くことによって多くの情報を得る場合もある（表2-3-2）[23]．可能であれば，反復唾液嚥下テスト（Repetitive Saliva Swallow Test；RSST），食物テスト，頸部聴診法などのスクリーニングテストを行う．嚥下障害を疑う主な症状として，どの食品でむせるのか，食べ始めにむせるのか，食事中や食後の咳，夜間の咳，食べ方の変化（上を向いて食べる，汁物と交互に食べる，口からこぼれる），食事内容の変化（飲み込みやすいものだけを選んで食べる），声の変化（食後に声の変化がないか，がらがら声でないか）などを観察する．

b. 治療・処置に関連するもの

- 保護室による隔離といった治療的制限は，患者の日常生活自立度に影響を与えるため，治療的環境の変化と摂食嚥下機能の変化を観察する．保護室や個室による行動制限は，患者の精神症状の安定を図るための治療行為であるが，不活動による身体機能低下は摂食嚥下機能にも影響するため，食事や歯磨きの際の患者の状況を観察する．保護室から個室に，個室から病棟内開放へと行動範囲が拡大するにしたがって，誤嚥や窒息の可能性が高まることを念頭に置く．
- 抗精神病薬の有害反応には，錐体外路症状（EPS），鎮静，抗コリン作用がある．抗コリン作用による口渇の場合は，他の症状として，便秘，排尿障害，心悸亢進（頻脈）などがある．口渇以外のこれらの症状がある場合は，その背景に口渇があることを疑ってみる．また，自覚はなくても口渇がみられることがある[24]．
- 抗精神病薬量（クロルプロマジン（CP）換算量[※3]），薬源性錐体外路症状評価尺度（DIEPSS），

[※3] CP（Chlorpromazine）換算量：服用中のすべての抗精神病薬をクロルプロマジンに換算し，患者に投与されている抗精神病薬の1日の総投与量を把握できる．

表 2-3-2 摂食嚥下障害の質問紙

氏名		年齢（　　）歳（男・女）
嚥下の状態（食べ物の飲み込み，食べ物を口から運んで胃まで運ぶこと）について，いくつかの質問をいたします．いずれも大切な症状ですので，よく読んで，A，B，Cのいずれかに○を付けてください．この2，3年の嚥下の状態についてお答えください．			
1. 肺炎と診断されたことがありますか？		A．よくある　B．一度だけ　C．なし
2. やせてきましたか？		A．明らかに　B．わずかに　C．なし
3. 物が飲みにくいと感じることがありますか？		A．よくある　B．ときどき　C．なし
4. 食事中にむせることがありますか？		A．よくある　B．ときどき　C．なし
5. お茶を飲むときにむせることがありますか？		A．よくある　B．ときどき　C．なし
6. 食事中や食後，それ以外の時にのどがゴロゴロ（痰が絡んだ感じ）することがありますか？		A．よくある　B．ときどき　C．なし
7. のどに食べ物が残る感じがすることがありますか？		A．よくある　B．ときどき　C．なし
8. 食べるのが遅くなりましたか？		A．たいへん　B．わずかに　C．なし
9. 硬いものが食べにくくなりましたか？		A．たいへん　B．わずかに　C．なし
10. 口から食べ物がこぼれることがありますか？		A．たいへん　B．わずかに　C．なし
11. 口の中に食べ物が残ることがありますか？		A．よくある　B．ときどき　C．なし
12. 食物や酸っぱい液が胃からのどに戻ってくることはありますか？		A．よくある　B．ときどき　C．なし
13. 胸に食べ物が残ったり，つまった感じがすることがありますか？		A．よくある　B．ときどき　C．なし
14. 夜，咳で寝られなかったり目覚めることがありますか？		A．よくある　B．ときどき　C．なし
15. 声がかすれてきましたか？		A．たいへん　B．わずかに　C．なし
計：A.　　／15　B.　　／15　C.　　／15			
問診基準	A．実際に日常生活に支障がある B．気になる程度 C．症状なし	
判定	A．に1つでも回答があったもの　→　嚥下障害あり B．のみにいくつでも回答あり　→　嚥下障害疑い	

（大熊るり・他：摂食・嚥下障害スクリーニングのための質問紙の開発. 日摂食嚥下リハ会誌, 6(1)：4, 2002．）

異常不随意運動評価尺度（AIMS）で評価を行うこともできる．

c. 状況に関連するもの

治療上の環境として，長期入院で低体重の患者は，その背景に摂食嚥下機能の低下がないか，精神症状，身体機能，口腔内機能などを含めて観察を行う．

d. 発達段階に関連するもの

高齢者であれば，加齢による口腔機能低下が生じるため，元来の摂取状況はどうだったのかを把握する．思春期，青年期の患者の場合は，とくに口腔ケアに対する理解度を把握する．

（2）アセスメントのポイント

a. 手際よく計画的に観察する

精神症状を過度に問うことはせず，訴えがあったときには同調する程度に返答し，食事状況を観察し，食への思いを情報収集する．猜疑心が深いため，最初は観察を中心に行い，患者の

困り事は何かを見極める．信頼関係が深まったことを確認しながら介入を行う．

b. 身体診察をする

食事のセッティングや食事介助の際に，身体診察を行う．例えば，食事中の咳やむせといった症状に対して，客観的に評価するという理由を説明し，患者から承諾を得たうえで頸部聴診を行う．理由や根拠をわかりやすく説明すると了承を得やすいため，丁寧な説明を行う．

c. データを解釈し検証する

精神症状は抗精神病薬の作用によって変化し，その効果は個人差が極めて高い．薬物療法によって精神症状が安定すると，日常生活の自立度は健康な時により近づくため，摂食嚥下機能が安定する場合もある．一方で，精神状態の悪化による薬の調整が生じると，摂食嚥下機能の変化も予測されるため，全人的にデータを解釈することが必要である．また，抗精神病薬の有害反応，とくに遅発性ジスキネジアや鎮静，抗コリン作用がある場合は，経時的に変化を把握し誤嚥や窒息との関連を念頭に置く．

緊急で入院する場合，元気な時の摂食状況に関する情報があると，精神状態によって摂食嚥下機能がどの程度影響を受けているのかを判断する指標になる．本人から正しい情報を得ることは難しいため，家族に対して「食べ方はどうでしたか？」「義歯は普段使用していましたか？」といった質問により情報を収集する．

医療機関の中での生活が長い場合，施設症（ホスピタリズム）[※4]の問題を含んでいる．生活体験に乏しく，パターン化された日常は，自己選択に乏しい食生活を招く可能性もある．

（3）ケアのポイント

- 緊張病性昏迷の場合は，意識の量的障害はない（意識清明である）が，緘黙（しゃべらない）と無動（動かない）があるため，生活の援助は全介助である．ケアの際にとくに丁寧な声かけや支援を行い，患者との信頼関係を形成できるように働きかけることが，その後のケアの継続性につながる．

- 本人の不安や恐怖心に対し共感を示す（「そのような体験をしたら，確かに不安が募りますね」「私には聞こえませんが，それが本当だと怖いですね」）．幻聴や妄想は患者にとって現実味がある体験であるため，その体験で生じた患者の感情には共感し，信頼関係を得るようにする．

- 信頼関係が構築されると，患者の困り事（食べにくい，飲み込みにくい）に対し，「あなたの役に立ちたいのですが…」と援助者側の意思を十分に伝えて，本人が承諾する範囲で少しずつ支援する．患者のペースに合わせることが重要であり，医療者側のペースで物事を運ぼうとすると，うまくいかないことのほうが多いようである．

- 思春期，青年期の患者の場合は，とくに口腔ケアに対する教育的な支援が必要である．口腔機能の低下（歯周病悪化，歯牙欠損）を招く可能性がある生活習慣（清涼飲料水の多飲，喫煙）への認識を十分に指導（8020運動などのキーワードを用いて印象づけるとよい）し，

[※4] 施設症（ホスピタリズム）とは，個人が入院中において，日常のスケジュールの画一化や組織化されたときに生じるものである．日常生活において，個人の自己決定が否定され，非人間化される環境，構造によって生じる[25]．

健康的に生活することの重要性を繰り返し教育する．
- 長期入院患者は施設症の問題を含んでいるを前述した．生活の変化，とくに食生活の変化が患者の生きる意欲を引き出すため，食生活の環境を見直すことが必要である．

表 幻覚・妄想状態による食行動の変化に対する観察・アセスメント・ケアのポイント

観察のポイント	**a. 病態生理的なもの** （精神症状） ・妄想（根拠がなく非現実的な確信）による言動 ・日常生活自立度の把握 ・急性期の場合，興奮時の食事状況とその程度（安全性）や昏迷の際の全身状態 ・回復期の場合，食事や清潔，活動性に対する自己管理能力（セルフケア）の程度 ・再発の兆候の有無 （身体所見） ・食事量・水分量 ・食欲・食へのおいしさや興味といった主観的情報 ・客観的栄養評価（ODA） ・喫煙状況 （スクリーニングテスト） ・反復唾液嚥下テスト（RSST） ・頸部聴診法 ・嚥下障害の自覚症状 **b. 治療・処置に関連するもの** 　抗精神病薬量（CP換算量） 　錐体外路症状評価（DIEPSS） 　異常不随意運動評価尺度（AIMS） **c. 状況に関連するもの** 　入院期間，病棟（閉鎖か，開放か），行動範囲（院外外出が可能か，単独で外出は可能か） **d. 発達段階に関連するもの** ・口腔機能への理解度 ・定型抗精神病薬の内服歴 ・現在の内服状況 ・自己管理能力（食事状況や保清，活動状況）
アセスメントのポイント	・精神病症状を過度に問うことはせず，訴えがあったときには，同調する程度に返答し，食事状況を観察し，食への思いを情報収集する． ・食事のセッティングや食事介助の際にスクリーニングテストを取り入れる．なぜその診察をするのか，患者には医療者側の意思を伝えて了承を得てから行う． ・CP換算量の多さのみが嚥下機能に影響を与えるのではなく，観察項目をすべて全人的にアセスメントする． ・長期入院による施設症の問題はないか，生活体験に乏しく，パターン化された日常による自己選択に乏しい食生活を招いていないかを観察する．
ケアのポイント	・幻覚や妄想によって経験した恐怖や不安感に共感しながら，日常生活を支援する． ・昏迷の際は，意識が清明であるため受けたケアに対してさまざまな思いを抱きやすいため，関係構築に向けて手厚い支援を行う． ・長期入院患者であれば，生活の変化（とくに食生活の変化）が生きる意欲に働きかけるため，食生活の環境を見直す． ・とくに思春期・青年期の場合，健康的な生活を送ることが摂食嚥下機能の向上（生きる力）につながることを繰り返し教育する

4）評価のポイント

　妄想や幻聴がある患者の摂食嚥下機能評価は，まず食事場面を十分に観察することから始まる．誤嚥や窒息のリスクをアセスメントしたうえで，精神症状の変化と日常生活の自立度の関連性をみる．精神状態が変化しても食事は集中して食べられる場合もあれば，精神状態が悪化すると食事が全く摂取できない患者もいる．一方で，薬物療法によって，明らかに摂食嚥下障害が生じた場合は減量や薬剤の変更も視野に入れながらチームで評価を行う．

　慢性の統合失調症患者の場合は，長期的経過による全身機能の低下も念頭に置きながら，最近の食事摂取状況を家族や施設関係者から情報収集し，どこまでの食形態をゴールとするのかを多職種で検討する．

文献

1) アラン・フランセス著／大野　裕・他訳：ESSENTIALS of Psychiatric Diagnosis Responding to the Challenge of DSM-5®．精神疾患診断のエッセンス DSM-5 の上手な使い方．p.120，金剛出版，2014．
2) 前掲書1)，p.122．
3) 北村俊則：精神・心理症状学ハンドブック．第3版，p.100，日本評論社，2013．
4) 前掲書3)，pp.72-73．
5) 高橋三郎・他：DSM-Ⅳ-TR 精神疾患の分類と診断の手引．pp.125-126，医学書院，2003．
6) 井上令一，四宮滋子：カプラン臨床精神医学テキスト．第2版，p.531，メディカル・サイエンス・インターナショナル，2004．
7) 前掲書3)，pp.298-299．
8) 山本俊之：精神疾患の嚥下障害．疾患別に診る嚥下障害，藤島一郎監修，pp.269-278，医歯薬出版，2012．
9) 精神医学講座担当者会議監修，佐藤光源・他編集：統合失調症治療ガイドライン．p.59，医学書院，2004．
10) 前掲書9)，p.58．
11) 斎藤　徹・他：統合失調症患者における嚥下障害―多変量解析による嚥下機能低下の要因の解析―．日摂食嚥下リハ会誌，17(3)：201-208，2013．
12) Herz M：Prodromal symptoms and prevention of relapse in schizophrenia．J Clin Psychiatry，46：22-25，1985）（栗田主一，松岡洋夫：分裂病の前駆症状と警告症候．精神科治療，13：431-438，1998．
13) 稲田俊也：薬原性錐体外路症状の評価と診断― DIEPSS の解説と利用の手引き，星和書店，1996．
14) 藤島一郎，柴本勇監修：動画でわかる摂食・嚥下障害患者のリスクマネジメント，p.116，中山書店，2009．
15) Guy W ed．：ECDEU Assessment Manual for Psychopharmacology Revised. US Department of Health, Education and Welfare, pp.534-537, Public Health Service，1976．
16) 稲田俊也，岩本邦弘：観察者による精神科領域の症状評価尺度ガイド，pp.61-62，じほう，2004．
17) 八木剛平監修：薬原性錐体外路症状の評価と診断　DIEPSS の解説と利用の手引き．pp.7-8，星和書店，2004．
18) George TP, Krystal JH：Comorbidity of psychiatric and substance abuse disorders. Curr Opin Psychiatry，13：327-31，2000．
19) 松岡　晃：新装版　喫煙と歯肉　口からみえるたばこの害．p.22，医歯薬出版，2010．
20) 北林百合之介・他：慢性期統合失調症入院患者の BMI と関連因子に関する検討．精神科，12：448-452，2008．
21) Chu KY, et al：The relationship between body mass index, the use of second generation antipsychotics, and dental caries among hospitalized patients with schizophrenia. Int J Psychiatry Med，41：343-353，2011．
22) 稲村雪子・他：我が国の精神科病院における統合失調症入院患者の肥満と低体重に関する調査．精神誌，115(1)：10-21，2013．
23) 大熊るり・他：摂食・嚥下障害スクリーニングのための質問紙の開発．日本摂食嚥下リハ会誌，6(1)：

3-8, 2002.
24) 斎藤一郎監修, 篠原正徳・他編著：ドライマウスの臨床. p.48, 医歯薬出版, 2007.
25) 南 裕子, 稲岡文昭：セルフケア概念と看護実践：Dr. P.R. Underwood の視点から, p.50, へるす出版, 1987.

（髙橋　清美）

4　抑うつ気分，興味・喜びの喪失が強いうつ状態による食行動の変化

1）うつ状態とは

　うつ状態とは人が疲労しきった状態のことを指す．人間は疲れたら休息によって回復を得る．軽い疲れは少しの休息で回復できるが，疲労が重積すると少しの休息では回復できず，さまざまな身体症状が現われ，その多くは感情と密接に関係する．疲労の重積によって，不安や怒り，悲しみなどの感情（うつ状態）も同時に発動することがある．そのため，うつ状態の人は，自分で心と体のコントロールができない感覚が生じる．例をあげると，ちょっとしたことで怒りが爆発してしまう，些細なことで涙ぐんでしまう，栄養不足で元気がないはずなのに（イライラして）四六時中動き回っているといった具合である．うつ状態の人は，自分に起こっている体験を周囲の人にうまく説明できないうえに，その苦しみが自分の能力不足と思い込み，孤独感に悩まされる．

　身体感情とは，特定の感覚器に定位しない，身体感覚に伴う感情のことであり，快適，疲れ，緊張，不調などの体の具合のよさと結びつき，欲動と関連している[1]．空腹感（お腹がすいた），口渇（飲みたい），眠気（眠たい）などは，感覚や欲動と感情が結びついており，切り分けることはできない．抑うつ感情とは，憂うつ，悲しい，寂しいという主観的感覚であるが，疲れた，不快だ，体調が思わしくない，頭が重いといった身体感情も伴うため，うつ状態の場合は身体症状も十分に観察する必要がある．なぜならば，うつ状態は程度の差はあるものの，絶望感，自信喪失，自己への無価値感といった認知がある．健康なときは普通にできたこと（空腹を感じれば食べ物を一定の量だけ自分の口で食べる）が，うつ状態によってできなくなり，将来への絶望感を味わう人もいる．

　なお，うつ状態（抑うつ気分）であればすべてうつ病というわけではない．DSM-Ⅳ-TR[2]による大うつ病エピソード診断基準を**表 2-4-1** に示す．

　ただし，うつ病と診断がつかなくても，うつ状態があって生活に支障が生じた場合は精神科治療の対象となる．うつ状態への治療としては，支持的精神療法，認知行動療法，薬物療法（抗うつ薬）がある．抗うつ薬の有害反応は身体機能に大きな影響を与えるが，治療しないことによる弊害（社会的機能低下）は当事者の QOL 低下に直結し，自傷行為や自殺の可能性も否定できないため，積極的に治療することが推奨される．

表 2-4-1　DSM-Ⅳ-TR による大うつ病エピソード診断基準

以下の症状のうち，5つ（またはそれ以上）が同じ2週間の間に存在し，病前の機能からの変化を起こしている．これら症状のうち少なくとも1つは「1. 抑うつ気分」あるいは「2. 興味または喜びの喪失」である

1. 抑うつ気分
2. 興味または喜びの喪失
3. 食欲の減退あるいは増加，体重の減少あるいは増加
4. 不眠あるいは睡眠過多
5. 精神運動性の焦燥または制止（沈滞）
6. 易疲労感または気力の減退
7. 無価値感または過剰（不適切）な罪責感
8. 思考力や集中力の減退または決断困難
9. 死についての反復思考，自殺念慮，自殺企図

(高橋三郎・他：DSM-Ⅳ-TR 精神疾患の分類と診断の手引．pp.137-139, 医学書院, 2003 を参考に改変)

2）うつ状態に関連した摂食嚥下の問題

　摂食嚥下障害の原因には，器質的原因（舌炎，歯周疾患，口腔・咽頭腫瘍，食道炎など），機能的原因（脳血管障害，脳腫瘍，多発性硬化症，アカラジア，SLE など），心理的原因（心身症，うつ病，うつ状態など），医原性の原因（薬剤の有害反応など）があり，うつ状態やうつ病は摂食嚥下障害の原因の1つといわれている[3]．

　心因（ストレスによるもの）が影響する嚥下障害を心因性嚥下障害といい，心因性嚥下障害の多くは，口腔から咽頭，食道への送り込みの時期（口腔期・咽頭期）に問題があるとする報告もある[4,5]．心身症やうつ状態は心因であり，精神疾患発症にさかのぼる状況が了解可能である（大災害に見舞われ精神的に追い詰められるなど，周囲がみて了解可能な状況）．心身症やうつ状態，神経症の症状は何らかの心的発達の延長に位置づけられる[6]ため，対象者がどのような環境下で，何にストレスを感じているのかを十分に理解し，ストレスへの適応を支え心的発達を促進するかかわりが摂食嚥下の問題を改善することにもつながる．

　心因性の嚥下障害は，症状が固定化せず進行性でもないため，症状の程度に変動があり，ストレスや不安，うつを中心とした感情的要因に影響を受けることが特徴といわれる．いったん嚥下が開始されると，それ以降の嚥下は正常に進行する[7]．

　うつ病では，DSM-Ⅳ-TR の大うつ病エピソード診断基準（表 2-4-1）にあるように，食欲の減退，不眠，精神運動性の焦燥または制止（沈滞），易疲労感または気力の減退，無価値感または過剰（不適切）な罪責感，思考力や集中力の減退または決断困難といった症状があるため，摂食嚥下機能に重大な影響を与える．うつ病の微小妄想である罪業妄想や心気妄想（悪いことをしたので胃や口や腸が腐って食べられない）によって拒食や拒薬が続くと，抗うつ薬の経口投与や栄養管理もできない状況になり，悪循環が生じる．

　なお，うつ病の妄想は統合失調症のそれと比べると，内容は了解できるものであり，周囲の人も「病気だからそのように思うのよ，気にすることはないのよ」と本人の訴えを否定したくなるが，患者にとっては紛れもない真実として認識される．高齢者は現役を引退し，今までの役割を喪失し新たな役割を獲得する時期である．しかし，老年期うつ病者は周囲の否定的な対

応が孤立感を深め，役割の喪失から自尊感情が低下しやすく，微小妄想（罪業，心気，貧困）が重度になると摂食嚥下機能に重大な影響を与える．高齢者は身体機能の予備能力が低下しており，老年期うつ病者の場合はとくに，周囲が患者の自尊心を支え，暖かく見守る姿勢が必要である．

うつ状態への治療としては，支持的精神療法，認知行動療法，薬物療法（抗うつ薬）があり，抗うつ薬の有害反応として摂食嚥下障害が頻繁にみられ，とくに鎮静，抗コリン作用（口腔乾燥，胃腸管運動性低下，胃腸症状），消化管性副作用がある[8]．食欲が減退し，口腔からの食物摂取量が少なくなった患者は，嚥下協調運動を使わないことによる機能低下が進むため，実際に（少量ずつでも）食べるための工夫を施すこと，食べられたことへの賞賛を伝えることが重要である．

3）観察・アセスメント・ケアのポイント

（1）観察のポイント

a. 病態生理的なもの

（心因性嚥下障害の場合）

- 摂食嚥下障害の質問紙[9]（p.23）による自覚症状の把握，反復唾液嚥下テスト（RSST），改訂水飲みテスト（MWST），食後に口腔内を観察することによる食物残渣のチェック，摂食動作の観察などを行い，口腔から咽頭，食道への送り込みの時期（口腔期・咽頭期）の問題を明らかにする．
- いったん嚥下が開始されるとそれ以降の嚥下は正常に進行するため，食べ始めの状況をとくに念入りに観察し，飲み込みが悪い場合はその時の環境因子（人，場所，音，臭気など）を観察する．
- 心身症やうつ状態は心因であり，精神疾患発症にさかのぼる状況が了解可能であるため，その人にとってのストレスの原因が何か，現時点でもその原因があるのかを観察する．
- 症状は何らかの心的発達の延長に位置づけられるため，ストレスへの適応を支え心的発達を促進するかかわりが摂食嚥下の問題を改善することにつながる．その人の発達を促進するもの（例として，家族との面会，散歩，他の患者との団らん，音楽や絵画，料理などの趣味）を知り，それらが患者に良い影響を与えているのかを観察する．
- 日によっても，時間によっても，医療者によっても，患者の症状の出現に変動があり，医療者からみると「気分にむらがある」「うそをついているのでは？」と誤解されやすい．抑うつの場合は夕方に状態がよくなることも多い．また，医療者と患者の関係は人間関係でもあるため，相性が合う/合わないといったスタッフと患者のマッチングをチームで共有しておく．

（大うつ病）

- うつ病の症状のうち，興味・喜びの消失，食欲の変化，不眠，焦燥感や制止，疲労感・気力の減退，思考力や集中力の減退は，摂食嚥下機能に影響を与えるため，時間ごとや日ご

との観察を行う．
- 焦燥感とは，わずかな刺激で怒りや攻撃性を突如表出し，イライラしている状態であり，うつ病者にも認められる．焦燥感が強い場合，周囲の声かけで焦燥感が増強するため，本人のペースに合わせるようにする．また，何が患者にとって刺激（テレビや人の声などの音，明るすぎる室内，周囲の視線）なのかを把握し，刺激を避けた静かな環境で食事をとってもらうようにする．
- 思考力や集中力低下，気力減退と，食欲の低下や喜び・興味の喪失は，嚥下の先行期（食物を視覚と嗅覚で認識し，手を用いて食物を取り口腔に入れる）や口腔準備期（開口し，食物の歯触りや，硬さ，温度，味を吟味し咀嚼し，舌の動きで食塊を臼歯の部分まで運ぶ）に影響する．食べ物を見て興味・関心がわかないと捕食にはつながらない．気力がわかないので食べ物を口に取り込むことさえ億劫になる．口に取り込んだとしても，思考力や集中力の低下があれば，よく吟味せずに咀嚼するため，粗噛みや丸呑みの要因となる．まずは摂食動作（上肢，座位保持の状態，ペーシング，食事摂取状況，食事への集中力）を十分に観察する．

b. 治療・処置に関連するもの

　抗うつ薬による鎮静，抗コリン作用（口腔乾燥，胃腸管運動性低下，胃腸症状），消化管性副作用があり，食思や摂食動作に影響を与えるため，抗うつ薬の投与量や摂食状況，栄養状態の観察を行う．うつ状態になるとセルフケア能力の低下がみられるため，口腔清掃ができているのかを確認する．具体的には，本人が口腔清掃を実践した後に，口腔内を確認することについて了承を得て，磨き残した部分はできるだけ患者自身と医療者が鏡を見合って共有したほうがよい．できないことを指摘された感覚にさせないようにするためである．

c. 状況に関するもの

　心理的ストレスによってうつ状態を呈する場合，適応していく過程を支える手段として，食事支援や口腔ケアを「手伝う」「一緒にやってみる」「失敗しそうなときはフォローするので，試しに一人でやってみる」と段階を踏んで介入し，患者が自分の力で状況を克服できる体験を支援することは心的発達を促すことにもつながる．その際には，患者の表情や意欲，言動を観察する．

d. 発達段階に関連するもの

　老年期うつ病の場合，認知症との識別が重要である[10]．うつ病の場合は「物覚えが悪くなってしまった」といった認知障害を詳細に訴えるが，認知症の場合は，認知障害を自覚していない．老年期うつ病者は，罪責感が強く，失敗を強調するが，認知症の場合は，遂行したことを強調（実際はできていない）し，罪責感がないといった特徴がある．老年期うつ病の嚥下障害の場合は，うつの回復過程において重篤な嚥下障害を起こさないための観察がまずは重要だが，認知症患者の場合は，認知症の進行にそって最大限の摂食嚥下機能を保持・増進するため，残存機能を観察し評価する．

(2) アセスメントのポイント

a. 手際よく計画的に観察する

うつ病治療の初期は自分がどのような状態であるのかさえ自覚できないことが多いため，患者の言葉だけを待っていても症状を把握することはできない[11]．本人の言語・非言語的コミュニケーションを十分に理解できるまでは，何が患者の問題なのかがつかみにくい場合がある．医師に申告する内容と看護師に申告した内容に乖離があると，患者－看護師関係が揺れやすくなることも多々あるため，多職種で同じ患者の情報を共有し合う．

精神病症状ゆえに，罪悪感が強い場合は，規則正しい生活ができていないことを認めたくない場合もあるため，主訴と客観的情報で補完していく．

主観的包括的栄養評価（Subjective Global Assessment；SGA）（表 2-4-2）は，患者，家族，看護師の主観による評価であるため，入院時の病歴や身体症状を聴取する際に意図的に情報収集する．患者にはルーチンとして聴取されている内容だと思われているほうが都合がよい．うつ病による心気妄想がある場合，体重減少を看護師から聴取されることによって「不治の病かも…」といった妄想を強化することを避けるためである．

b. 身体診察をする

うつ病によって食欲低下が生じ，摂取量が減少している場合は，栄養状態を評価することが摂食嚥下障害へのアプローチを検討する際に重要な情報源となる．SGA[12]で，体重の変化，食事摂取量の変化，消化器症状，活動の状況，摂食に影響する口腔内の変化，会話時の姿勢，声の張りなどを評価する．脱水を起こさないように水分量のチェックも行う．

表 2-4-2　主観的包括的栄養アセスメントシート（SGA）

患者名	性別（男・女）	年齢 　歳	年　月　日
疾患			

体重の変化　□なし
　　　　　　□あり　▶通常の体重（　　kg）現在の体重（　　kg）
　　　　　　　　　　　増加・減少（　　kg）（いつから：　　　　　）

食物摂取量の変化（通常との比較）
　□なし
　□あり　▶変化の期間：　　　週
　　　　　▶現在食べられるもの：□食べられない　□水分のみ　□流動食　□固形食

消化器症状
　□なし
　□あり　▶□嘔気（いつから：　　　　　）
　　　　　▶□嘔吐（いつから：　　　　　）
　　　　　▶□下痢（いつから：　　　　　）

機能状態（活動性）機能障害
　□なし　□あり（いつから：　　　　　）
　　　　　▶状況　□日常生活可能　□歩行可能　□寝たきり

疾患および身体状況
　基礎疾患：
　発熱　□なし　□あり（　　　℃）
　呼吸　□正常　□頻呼吸

（東口髙志：JJN スペシャル「治す力」を引き出す　実践！臨床栄養．医学書院，p.91，2010．）

表 2-4-3 客観的栄養アセスメントシート（ODA）

患者名	性別（男・女） 年齢　　歳	年　月　日

疾患

現在の体重：	kg
健常時体重：	kg
理想体重　：	kg（身長　　cm）

栄養障害（健常時体重比）
軽度	中等度	高度
80〜90%	70〜79%	0〜69%

栄養障害（理想体重比）
軽度	中等度	高度
85〜95%	75〜84%	0〜74%

体重減少の具体的な割合

▼評価項目

%理想体重（理想体重に対する現体重の割合）
　＝理想体重（　　kg）÷現在の体重（　　kg）×100 ＝（　　%）

%健常時体重（健常時体重に対する現体重の割合）
　＝通常の体重（　　kg）÷通常の体重（　　kg）×100 ＝（　　%）

%体重変化（一定期間の体重変化率）
　＝通常の体重（　　kg）÷（通常の体重　　kg －現在の体重　　kg）×100 ＝（　　%）

有意な変化
1週間	1か月	1週間	6か月
≧1〜2%	≧5%	≧7.5%	≧10%

血清総タンパク

▼評価項目	▼血清タンパク（略語）	▼検査データ結果	▼半減期	▼基準値
静的（長期的）栄養評価＝3週間前の栄養状態	アルブミン（Alb）	（　　）g/dL	21日	3.9〜4.9（g/dL）
動的（短期的）栄養評価＝現在の栄養状態　RTP	レチノール結合タンパク（RBP）	（　　）mg/dL	0.5日	男：3.6〜7.2　女：2.2〜5.3
	プレアルブミン（PA, TTR）	（　　）mg/dL	2日	男：23〜42　女：22〜34
	トランスフェリン（Tf）	（　　）mg/dL	7日	男：190〜300　女：200〜340

単位（mg/dL）

総リンパ球数（TLC）＝白血球数（　　）×%リンパ球（　　）÷100 ＝　　/m³

白血球数：　　%リンパ球：　　%

栄養障害
| 中等度 | 900〜1,500/m³ |
| 重篤 | ≦900/m³ |

（東口髙志：JJN スペシャル「治す力」を引き出す 実践！臨床栄養. 医学書院, p.96, 2010.）

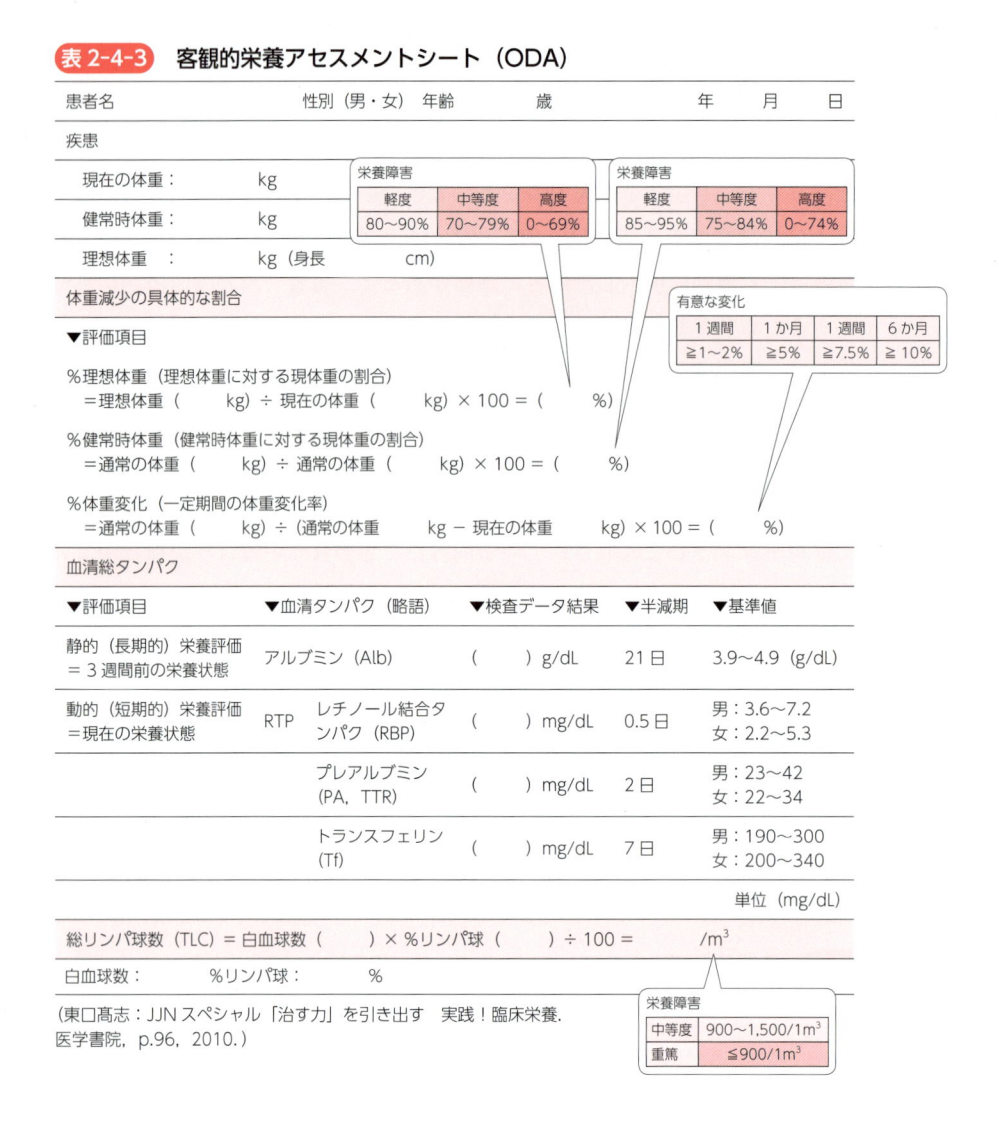

客観的栄養評価[12]（ODA）（表 2-4-3）では，%理想体重（理想体重に対する現体重の割合），%健常時体重（健常時体重に対する現体重の割合），%体重変化（一定期間の体重変化率），Alb（アルブミン；3週間前の栄養状態を把握する指標となる），RTP（Rapid Turnover Protein[※4]）を可能であれば把握する．

c．データを解釈し検証する

うつ病の精神症状の推移と身体所見，日々の経過記録（看護日誌など）から，週単位で患者の変化を把握する．とくに抗うつ薬の内服状況や患者の表情，言動，行動と，身体診察から得られた所見を踏まえながら，時間の経過とともに精神症状，栄養状態がどのように変化しているのかをアセスメントする．

[※4]現在の栄養状態を把握する指標で，プレアルブミン（PA,TTR），レチノール結合タンパク（RBP），トランスフェリン（Tf）により評価する．

(3) ケアのポイント

a. 病態生理的なもの

　心因性嚥下障害にしても，うつ病による嚥下障害にしても，患者の訴えを十分に傾聴しながら，少しでも自力で食べられるような工夫を行う．好物の差し入れがあったときや夕方に摂取量を増やすようにする．口腔期や咽頭期に問題がある場合は，本人にとって飲み込みやすい食形態や食材の工夫（ペースト，卵料理，ハンバーグ，マヨネーズやバターで伸ばしたマッシュポテト，絹ごしの湯豆腐，長芋，フレンチトーストといった自然な食材を応用したもの）を行う．患者によっては，嚥下食が配膳されると「病気が進行してしまった…」といった絶望感を抱かせることにもつながるため，可能な範囲で工夫したい．

　食欲が向上する食環境を工夫する．家族の面会により食欲がわく場合は，家族に協力を依頼する．食事前に，信頼関係を築くことができている医療者とおしゃべりをすることは，口腔機能や思考力，集中力の準備体操にもなる．

b. 治療・処置に関連するもの

　抗うつ薬によって口腔乾燥が生じた場合は，口腔ケアや保湿ジェルを使用する（p.80）．

c. コミュニケーション

　患者－医療者の人間関係が構築されていることが前提であるが，精神症状が安定すると嚥下障害の改善が図られるため，少しでも良くなったこと，改善されたことに対しては，医療者からの正のフィードバックを行い，患者の自尊心を支えるようにする．くれぐれも叱咤激励をしないことが重要である．「がんばれ！　やればできるよ！」というよりは，これまでの労をねぎらう声かけ「よく頑張っていますよ（いつも気にかけて，あなたを見ていますよ）」という声かけのほうが効果的である．患者は，自分と折り合えないことに苦痛を感じ自己否定に陥りやすい．うつ状態・うつ病の患者への接し方のポイントは，「北風と太陽」の太陽のように，暖かい陽の光で，患者が自ら重い外套を脱ぐように支援することである．

d. 発達段階に関するもの

　老年期うつ病者は周囲の否定的な対応により孤立感を深め，役割の喪失から自尊感情が低下しやすく，微小妄想（罪業，心気，貧困）が重度になると摂食嚥下機能に重大な影響を与える．高齢者は身体機能の予備能力が低下しており，老年期うつ病者の場合はとくに，周囲が患者の自尊心を支え，暖かく見守る姿勢が必要である．自尊心を支え，少しでもできたことをとにかく賞賛し，関心を向けるように接する．

　「一緒にやってみましょう」「配膳や下膳のお手伝いをしますよ」「お醤油の切り口は必ず私がお手伝いします」といった声かけが，食事への意欲を向上させる．ちょっとした声かけにより支えてもらっているという感覚を与えるため，まずは一緒にやってみるという姿勢で接する．

4）評価のポイント

　うつ病・うつ状態は症状自体が回復するまでの間に，摂食嚥下障害によってQOLの低下を招かないように支援すること，また重篤な嚥下障害（誤嚥や窒息）によって医療事故を起こさ

ないように，観察，アセスメント，評価を繰り返すことが重要である．経時的に見ていくと，ほんのわずかな変化は必ずある．「昨日までは花の水やりに意欲が出なかったが，今朝はできるようになった」といった小さな変化に看護師は敏感であってほしい．そのような変化を患者と一緒に喜び認め合うことにより自尊心や意欲が回復するため，些細な変化を記録し，多職種

表 抑うつ気分・興味・喜びの喪失が強いうつ状態による食行動の変化に対する観察・アセスメント・ケアのポイント

観察のポイント	**a．病態生理的なもの** （心因嚥下障害の場合） ・ストレッサー因子（人，場所，音，臭気など）やその持続性 ・心的発達を促進する因子（家族，レクリエーション，趣味など） ・ストレス症状の日内変動 ・摂食嚥下障害の自覚症状の有無や程度 ・RSST，MWST，口腔内残渣物の確認 ・摂食時動作（とくに食べ始めの状況） （うつ病の場合） ・焦燥感，思考力，集中力低下の状況 ・摂食動作（上肢，座位保持の状況，ペーシングなど） ・荒咀嚼の有無，丸呑みの有無 **b．治療・処置に関連するもの** ・抗うつ薬による鎮静，抗コリン作用（口腔乾燥，胃腸管運動性低下など），消化管性副作用による食欲不振，投与量 ・口腔清掃状態の観察（自立しているか，自立しても不完全か，介助が必要か） **c．発達段階に関連するもの** ・老年期うつ病者の場合は，孤立感，役割の喪失の程度 ・キーパーソンの存在の有無 ・従来の身体や摂食嚥下機能の程度を家族や周囲の人から情報収集する． ・微小妄想の有無 ・現在の摂食嚥下機能（摂食動作，食事量，活動量，栄養状態の評価） ・認知症との識別（記銘力低下への自覚の有無，罪責感の有無）
アセスメントのポイント	・うつ状態の初期は，適切に自覚症状を訴えることは期待できず，規則正しさや律儀さへのこだわりが強いと，生活の不規則さやできないことに罪責感を抱き，正しい情報が得られにくいため，主訴と客観的情報で補完する． ・医療者によって訴える内容が異なる場合もあるため，得られた情報は他職種で共有する． ・ODA や SGA，食事摂取量，水分摂取量を観察する． ・得られたデータ（とくに栄養状態）は経時的に看護記録に記載し，週単位，もしくは服薬量の推移に伴い，その変化をアセスメントする． ・微小妄想がある場合は，身体に対する主訴を聴取しても，看護師が期待する答えが得られるとは限らないため，家族や介護者などからの情報収集を行う．
ケアのポイント	・うつ状態によって栄養障害があり，摂食時動作に原因がある場合は，食事支援（食形態の工夫や環境調整）を行う．できないことに直面することは，うつ状態に影響を与えることにもなるので，できたことを認め，受容的な対応を心がける． ・介助する場合は，患者の自尊心に十分に配慮する． ・自尊心を支え，少しでもできたことを賞賛し，関心を向けるように接する． ・患者にとってできない部分は，医療者がさりげなく支援するつもりでいるといった声かけが，食事への意欲を高める ・ちょっとした声かけにより支えてもらった感覚を得られるため，まずは一緒にやってみるという姿勢で接する．

で共有してほしい．

> **文献**
> 1) 北村俊則：精神・心理症状学ハンドブック．第3版，pp.196-197，日本評論社，2013．
> 2) 高橋三郎・他：DSM-Ⅳ-TR 精神疾患の分類と診断の手引 新訂版．pp. 137-139，医学書院，2003．
> 3) 才藤栄一，向井美惠：摂食・嚥下リハビリテーション．第2版，p.277，医歯薬出版，2007．
> 4) Buchholz DW：Neurogenic dysphagia：What is the cause when the cause is not obvious ?．Dysphagia，9：245-255, 1994．
> 5) Domenech E, Kelly J：Swallowing disorders. Med Clin North Am，83：97-113, 1999．
> 6) 前掲書1），p.36．
> 7) 藤島一郎監修：疾患別に診る嚥下障害．p.365，医歯薬出版，2012．
> 8) Carl LL, Johnson PR 著，金子芳洋，土肥敏博訳：薬と摂食・嚥下障害 – 作用機序と臨床応用ガイド．p.62，医歯薬出版，2007．
> 9) 大熊るり・他：摂食・嚥下障害スクリーニングのための質問紙の開発．日摂食嚥下リハ会誌，6（1）：3-8, 2002．
> 10) 三村 將・他：老年期うつ病ハンドブック．p.98，診断と治療社，2009．
> 11) 田中理香編著：コミュニケーションでささえるうつ症状ケアブック こころでこころを癒す66のシーン．p.6，学研メディカル秀潤社，2010．
> 12) 東口髙志：JJN スペシャル「治す力」を引き出す 実践！臨床栄養．pp.87-100，医学書院，2010．

（髙橋　清美）

5 陰性症状が強い統合失調症患者における食行動の変化

1）陰性症状が強い統合失調症とは

　統合失調症の陰性症状は，正常な精神機能が減弱し，本来なら備わっているはずの精神活動が失われた状態である．人間が活動する際に不可欠な自発性，感情，意欲，興味などが低下し，感情鈍麻，感情の平板化，思考の貧困，自閉，意欲低下，無関心などがあり，発症から数年かけて徐々に目立ってくる．感情が平板化し，喜怒哀楽の表現が乏しくなるだけでなく，他者の感情表現に共感することも少なくなる．感情を感じることができなくなり，周りで起こっていることに関心を持たなくなってしまう．自発的に何かを行おうとする意欲が無くなり，セルフケア行動などの日常的な行動も，他者に促されないと行わなくなる．また，自分の世界に閉じこもり，他者とのコミュニケーションを取らなくなってしまう．

2）陰性症状が強い統合失調症に関連した摂食嚥下の問題，食行動の変化

（1）食事への無関心

　食事にも無関心であるため，食事を摂取しようとしなくなる．意識を集中しないまま食事をしようとしても口までうまく運べないことや，口に取り入れてもこぼしてしまうことも多い．また，覚醒が不十分なまま食事摂取をすることも多いため一口量が不適切であることがあり，細かい舌の動きができないうえ，唾液分泌が不良で滑らかな食塊を形成できないこともある．

そのため，嚥下圧や咳嗽力の不足とも相まって窒息や誤嚥性肺炎を招きやすい．

（2）歯牙の欠損
　口腔内の清潔に気を配らないことが多く，早期に歯牙をなくしてしまうことも多いうえ，義歯を作成しても，その違和感を受け入れることができず，義歯を持っていても適切に使用しないまま食事摂取を続けていることも多い．

（3）低栄養・脱水
　食事が摂取できても，意欲低下によって低栄養・脱水をきたしやすい．また，活動量の不足からエネルギー摂取量と消費量が不均衡となり，糖尿病などの生活習慣病を招きやすい．

（4）薬剤による過鎮静
　統合失調症の陰性症状では意欲が低下し，食事に適した姿勢をしっかりと保てず，活気がないようにみえる状態が特徴的であるが，抗精神病薬の有害反応により脱力状態となり，体幹をはじめ，上肢や頸部の筋肉の緊張が保てない．

3）観察・アセスメント・ケアのポイント

（1）観察のポイント
a. 病態生理的なもの
　感情・意欲・自発性・会話の貧困さといった統合失調症の陰性症状の観察をする．陰性症状が強い患者は感情鈍麻（表出される情動の欠損）や，薬物療法による疼痛感覚の抑制もある．
　また，脱水や低栄養で意識が混濁している可能性もあり，身体的疾患が存在しないことを確認する必要がある．摂食嚥下機能としては口腔清掃状態，う蝕，歯周病，口腔内の湿潤度，義歯の使用の有無などの口腔の準備状態や摂食動作，摂食時の覚醒度，食事に対する集中力，咀嚼，食塊形成，嚥下時のむせの有無，嚥下後の口腔内残渣の有無を観察する．

b. 治療・処置に関連するもの
　陰性症状には非定型抗精神病薬に一定の効果がある．定型抗精神病薬は陽性症状に効果を発揮するが，その一方で陰性症状が主に表面化する場合もあるため，服用状況と精神症状，摂食嚥下機能への影響を観察する．
　眠気・だるさ・手足の震え・流涎・口渇・発話のしづらさ・嚥下困難などの有害反応の出現を観察する．

c. 状況に関連するもの
　外出する機会も少なく，他者から注目される機会もほとんどないため，自分の外見や身だしなみへの関心も薄いことが多い．

d. 発達段階に関連するもの
　青年期に統合失調症を発症し，生活経験が未熟なまま，長期にわたって変化の少ない入院生

活を送っているケースも少なくない．そのため，生活能力を身につけないまま年齢を重ねている場合が多い．疾患の特性から思考の柔軟性が欠如していることが多いため，若い頃から食べ続けている食形態にこだわって，柔らかいものへの変更を受け入れないことがしばしばみられる．また，口腔の衛生に無関心なこともあり，比較的若い時期から義歯を余儀なくされることもある．

（2）アセスメントのポイント

a. 手際のよい計画的な観察を行う
- まず，身体合併症（脳血管障害，脱水，低栄養による意識混濁）が存在しないことを確認する．

b. 身体診察をする
- 口腔清掃状態が保持できているか，義歯を保持している場合は本人の管理能力はどの程度か（自立，声かけ，部分介助，全介助）を見極める．

c. データを解釈し検証する
- 定型抗精神病薬は幻聴，妄想，興奮などの陽性症状に対して抑制効果を発揮するが，その結果として陰性症状が主に表面化する場合もある．使用している薬剤の薬物血中濃度を測定し，有効な血中濃度を保持できているかを検証する（p.38 の表参照）．摂食嚥下機能の低下は，薬剤の有害反応による影響であるのか，陰性症状によるものであるのかをアセスメントする．薬の飲み心地が悪い場合や剤形が不適切である場合などは，服用がきちんとされず，至適血中濃度を得られない場合がある．こだわりが強いと口腔機能に見合った食物形態（柔らかいもの）への変更を受け入れないことがしばしばあるため，本人の強みを引き出して納得いく形での導入を検討する．

とくに，口腔の衛生に無関心な場合は，比較的若い時期から義歯を余儀なくされるため，口腔機能の観察状況を十分に把握し，本人の理解度に見合った介入法をアセスメントする．

（3）ケアのポイント

思考の貧困さや柔軟性の低さから，物事へのこだわりが強い場合がある．極端に食事摂取量が少ない患者の場合は偏った好みはあっても，ある程度は容認し本人の好む食事を摂取できるように配慮する．夜間の睡眠を十分にとり，昼間の活動量を増やし，空腹感を得ることで食欲増進につなげていく．また，患者自身が「何かわからない薬を飲まされている」という感覚ではなく，「自分が治療に参画している．自分が周囲の人から心配されている．大切にされている」という感覚や基本的に安全が保障されているという感覚を持つということは服薬を主体的かつ継続的にしていくためのかかわりの基盤となる．陰性症状が強い患者は，自分の考えや感情の表現，距離の保ち方が適切にできないことが多く，他者に違和感を与えやすい．さらに現実認識が低いため，状況判断が適切にできないことや，思い込みのままに行動することがある．対人関係能力における問題を解決するべく，患者が他者とのつきあい方を学べる機会として認知行動療法や社会生活技能訓練（Social Skills Training；SST）を導入し，介助するだけにとど

表 陰性症状が強い統合失調症患者の食行動の変化に対する観察・アセスメント・ケアのポイント

観察のポイント

a. 病態生理的なもの
- 感情・意欲・自発性・会話の貧困さ（陰性症状）の程度，感情鈍麻の有無
- 脱水，低栄養による意識混濁の有無
- 摂食嚥下機能評価（口腔清掃状態，う蝕，歯周病，口腔内の湿潤度，義歯の使用の有無，摂食動作，摂食時の覚醒度・咀嚼状況，嚥下前後の変化）
- 食事摂取量，水分摂取量
- 入院前に好きであった食物について家族からも情報を得ておく．

b. 治療・処置に関連するもの
- 定型抗精神病薬，非定型抗精神病薬の処方内容
- 眠気・だるさ・手足の震え・流涎・口渇・発話のしづらさ・嚥下困難などの有無
- 薬の飲み心地などに関する情報（剤形の調整の有無，薬物血中濃度[※]）

c. 状況に関連するもの
- 定期的に家庭に外泊ができているのか．
- 社会での生活経験はどのくらいか．
- 日常生活の自立度（できていること，支援すれば今後できそうなこと）の観察
- 口腔の衛生に対する関心の度合い

d. 発達段階に関連するもの
- 思春期・青年期：口腔ケアに対する理解度

アセスメントのポイント

- 身体合併症（脱水，低栄養による意識混濁）がないか．
- 口腔清掃が保持できているか，義歯を保持している場合は本人の管理能力はどの程度か（自立，声かけ，部分介助，全介助）．
- 使用している薬剤は有効な血中濃度を保持できているか．
- 摂食嚥下機能の低下は，薬剤の有害反応による影響か，陰性症状によるものであるのか．
- 偏食や一定の食べ物への執着が強いか．
- 手段的日常生活活動（IADL）評価尺度などを用いて評価する．
- 口腔の衛生に無関心な場合は，口腔機能の観察状況の把握と本人に見合った介入法をアセスメントする．

ケアのポイント

- 患者が他者とのつきあい方を学べる機会として認知行動療法や社会生活技能訓練（SST）導入する．
- 夜間の睡眠を十分にとり，昼間の活動量を増やし，空腹感を得る．
- 患者自身が治療に参画し安全保障感をもち，服薬を主体的かつ継続的に続けられるようにする．
- 折にふれて将来像について話し合う．将来に向けての小目標を設定する．
- ある程度はこだわりを容認し本人の好む食事を摂取できるように配慮する．
- 慢性期には，薬と疾病の関係，断薬，内服の自己調節の危険性，有害反応に対する不安などについて話し合う．
- 患者と目標を設定し，行動範囲を広げていくように計画する．看護者が関心を寄せていることを伝え続け，反応が見られたら，介入を試みる．

[※]抗精神病薬のハロペリドール製剤セレネースやリントン，気分調整剤として使用される抗てんかん薬のバルプロ酸ナトリウムのデパケン・セレニカ・バレリン，躁病・躁状態治療剤のリチウム製剤であるリーマスの血中濃度測定を行う．

まらず，患者の力を引き出すことが摂食嚥下支援にも必要である．

いずれにせよ，日常生活自立度を少しでも高め，患者の力を引き出すことが摂食嚥下の支援にもつながる．

慢性期の患者は薬の中断や自己判断で服薬の調節をすることがあり，大きな問題である．それらの問題は病識が欠如していて，自覚症状が緩和されたことや有害反応に対する不安が誘因である．そのため，薬と疾病の関係，断薬・内服の自己調節の危険性について指導し，内服の

有害反応に対する不安などについて傾聴する必要がある．

　作業療法やレクリエーション療法，院内散歩などに参加するように働きかけて他者との交流が持てるような活動を行い，活動性を高め自主性の回復を促す．退行現象を防ぐためには，目標は患者とともに設定し，患者の行動範囲を広げていくような計画を立てる．看護師が関心を寄せていることを伝え続け，少し反応がみられたら，その変化を見逃さずタイミングをみて介入を図る．患者に反応がなくてもあきらめずに何度もかかわることが大切である．

4）評価のポイント

　陰性症状が強い患者であっても，その人の興味・関心をきっかけに医療者側とのかかわりが始まることがある．摂食嚥下への支援も，そのようなかかわりの中から展開される．医療者は，患者の興味関心があることをとらえ，手段的日常生活活動（Instrumental Activities of Daily Living；IADL）評価尺度[4]などを用いて日常生活の自立度を低下させないように支援ができたのかを評価する．

文献
1) 髙橋清美・他編著：精神科看護らしい口腔ケアへの探求．精神看護出版，2010．
2) 武井麻子・他編著：系統看護学講座　精神看護の基礎　精神看護学1．医学書院，2012．
3) 松下正明・他監：新クイックマスター精神看護学．医学芸術新社，2009．
4) 伊藤利之，江藤文夫編：新版　日常生活活動（ADL）―評価と支援の実際―．医歯薬出版，2014．

（花木　かおる）

6　切迫的摂食による食行動の変化

1）切迫的摂食とは

　切迫的摂食とは食物を掻き込むように速いペースで摂食することである．統合失調症患者に多いが，認知障害患者にもみられる食行動である．早食い，詰め込み食いと類似しており，特徴として次から次へと食物を掻き込む，摂食ペースをコントロールすることができないなど食行動の問題があげられる．自分の食事に対し，保守的な行動もしくは習慣的な行動の一種とも捉えがちだが他者から見られている，盗られてしまう，早く食べろと聞こえるなどのような妄想や幻覚といった精神症状の悪化，焦燥感を伴うことが多い．食行動の問題として意識していないことが多く，声かけや制止による摂食ペースのコントロールが難しい場合がある．一口量が増え，窒息や誤嚥を引き起こす誘因となるため，食事摂取方法や食物形態など調整が必要になる．

　精神疾患患者における切迫的摂食などの食行動の変化は精神症状とも関連しうるため，普段から食行動だけではなく精神症状にも注意を払う必要がある．

2）切迫的摂食による食行動の変化に関連した摂食嚥下の問題

（1）摂食嚥下の問題

　口腔内に食物が入ると，咀嚼を誘発し，それがstageⅡ transport（第2期輸送；口腔から口峡を越えて咽頭に運び込まれる時期）を生み，咀嚼中に形成されつつある食塊が嚥下反射前に咽頭内に進行する[1]．切迫的摂食は，この一連の動きが十分に行われないため誤嚥や窒息を引き起こす危険性がある．切迫的摂食は妄想や幻覚といった精神症状が影響していることがある．一般病院と精神科病院で誤嚥・窒息事故の発生頻度状況を比較すると，一般病院は食事介助中に誤嚥や窒息事故が多いが，精神科病院では自力摂取中に発生することが多い[2]．食行動の問題を他者から指摘されても自覚していない場合は，自己で修正することが難しく，精神症状や焦燥感に応じた対応が求められる．

（2）食物形態について

　切迫的摂食は咀嚼運動をほとんど行わず，口腔内に取り込んだ形とほぼ同じ大きさで丸呑みすることが多い．咀嚼や摂食ペースを調整することが困難な場合は，口腔内に取り込む食物を軟らかく刻んだ形態にし，一口摂取量を調整することにより，誤嚥や窒息のリスクを予防する．

3）観察・アセスメント・ケアのポイント

（1）観察のポイント

a．病態生理的なもの

〔精神症状〕

　幻覚・妄想による言動や行動を生じていないか，食事環境による精神症状の変化がないか（例：焦燥感があり，行動がまとまらず，制止困難で，いきなり掻き込み食べをする，配るまで待つように話しても制止が効かずに掻き込み食べをする，焦燥感があり，じっとしていられないなど）を観察する．

　夜間の睡眠状況や睡眠パターンを把握する．

〔摂食行動〕

　食事に集中できているか，掻き込んで摂取していないか，口腔内に入れる1回の量が多くなっていないか，咀嚼しているか，嚥下せずに次から次へと口腔内に入れていないか，むせていても食行動を止めず，食事を摂取していないか，声かけや制止の促しに応じ，摂食ペースの自己修正や調整が可能かを観察する．

b．治療・処置に関連するもの

〔薬剤による有害反応〕

　覚醒度や反応の程度，いったん覚醒してもすぐに眠ってしまうか，流涎が増えていないか，唾液処理ができているか，錐体外路症状（EPS）を生じていないかを観察する．

〔摂食行動〕
　口腔周囲筋や舌を動かしているか，嚥下できず，口腔内に溜めたままになっていないかを観察する．

c. 状況に関連するもの
　患者や家族，患者の支援者から入院前の食事に関する情報を得る．食事を準備する特定の人が妄想対象となっていないか，食事に関する妄想内容を把握する．

d. 発達段階に関連するもの
　年齢に関連した食行動の異常ではないため，青年期でも老年期でも起こりうる．

（2）アセスメントのポイント
a. 手際よく計画的に観察する
　まず，嚥下に関連する基礎疾患や身体疾患をすべて除外したうえで食行動をアセスメントする．幻聴に左右された食行動の変化がないか？　嚥下前に次々と食物を詰め込むように口腔内に掻き込んでいないか？　声かけで制止が可能か？　むせても食べ続けていなかったか？　などがポイントとなる．

b. 身体診察をする
　食事の時，覚醒しているか？　反応が乏しくないか？　振戦がないか？　舌の動きに問題はないか？　流涎はないか？　むせがないか？　といった身体機能を診察し，薬剤による有害反応であるかどうかをみることが早期発見のポイントとなる．口腔疾患，歯牙状態，開口障害，咀嚼力など口腔機能や嚥下機能に問題がないかを評価し，問題点を把握する．

- 入院期間が決まっている場合は，治療効果に添って早期に評価し退院先で対応可能な方法を検討する．
- 同居家族がいないか家族とのかかわりが希薄な場合は，他職種と連携して退院先を検討する．
- 退院後対応可能な食物形態や退院後の生活に関する情報を収集し，退院後も安心して過ごせるように他職種で検討する

c. データを解釈し検証する
　入院前の食事に関する情報を得る．食行動や食物形態，誤嚥性肺炎や窒息の既往など，窒息や誤嚥の既往がある場合，切迫的摂食と関連して生じたかについて情報を収集する．

（3）ケアのポイント
　切迫的摂食におけるケアのポイントとして重要な点は誤嚥や窒息を予防することである．そのために，食事環境，摂食行動，食物形態や一口摂取量の調整，患者を支援する家族や支援者への介入が必要である．

a. 環境を整え，摂食行動への介入をする
　摂食ペースの調整を図るときは，患者の食行動を観察し，全面介助，声かけや制止，または見守りで対応するのかを患者の状態に合わせて選択し，対応する．

観察を行っても声かけや制止に全く応じることができない場合や，他者の手を振り払いながら食物を口腔内に流し込むように食行動をとり続けることがある．このような場合は，食物形態や食具の調整をしても誤嚥や窒息のリスクが高いと判断する．自力で食事摂取の動作が行えていても介助をし，誤嚥や窒息のリスクを回避する．食事への妄想や幻覚による症状を伴う場合は，環境調整を行い，患者の苦痛を緩和する．他の患者と食事時間をずらしたり，食事の場所を変えたりしながら安心して食事が摂取できるように配慮する．

b. 食物形態や一口摂取量の調整の工夫をする

切迫的摂食は咀嚼をほとんど行わないことが多い．咀嚼をしない場合は歯牙や噛みあわせの問題を生じていなくても，咀嚼をほとんど必要としない，嚥下しやすい食物形態を選択する（表2-6-1）．食物形態の調整により食事摂取量が低下したときは，栄養補助剤などを追加し，摂取カロリーを調整する．

食物形態を変更しても一口摂取量を調整しなければ口腔内に入る量が増えて窒息につながる（表2-6-2）．多くの食物を一度に提供することは切迫的摂食の食行動を助長させるため控えたほうがよい．また，器の数や盛り付ける量にも注意を払う．一度に多くの量をすくえないように小さい平たいスプーンに変更する．自傷他害行為がない場合は箸を使用する．

c. 義歯の管理

歯牙欠損が多い場合は，義歯を作成しているか確認する．もし，義歯を作成しても使用しない場合は，その理由を確認する．義歯不適合の問題がないかを把握する．問題を抱えている場合は歯科医師の診察を依頼し，義歯が使用できるように義歯管理を行う．切迫的摂食が改善したときは，食物形態を検討するうえで，義歯を使用できることが望ましい．義歯を使用することにより咀嚼し，嚥下しやすい形状にすることが可能となる．窒息や誤嚥を予防するうえでも大切である．

表2-6-1　食物形態の調整

①咀嚼が不要であり，舌で容易に押しつぶせる固さのもの 　（シチューやカレーなど軟らかく煮込んだ料理，まぐろのたたき，粥，ペースト状，プリン，ヨーグルト，ゼリー，卵豆腐，茶わん蒸しの具無しなど） ②丸呑みだと危険であり，咀嚼が必要なもの 　（こんにゃくや貝類，イカ，たこなど弾力のあるもの，レンコンやゴボウ，キャベツなど繊維のあるもの，豆類や煎餅など固いもの，餅やわかめ，海苔など貼りつくもの，揚げ団子やミートボールなど塊状のものなど）

表2-6-2　一口摂取量の調整

①一口摂取量を調整するため小さい器や浅底の器に小分けにする． ②小分けにしたものを一度に提供せず2～3皿ずつ目の前に並べるようにする． ③食物をすくう食具を調整し，すくえる量を少なくする． ④咀嚼や嚥下しやすい食物形態へ変更する． ⑤水分は一口量の調整のため，ストローの使用を検討する．一度に口腔内に入れる量が多く，むせを伴うときは，トロミをつけることが有効な場合がある．

d. 家族や支援者への援助

　基本的欲求のひとつである食事は，日常生活において欠かせないものであり，日常の援助であるため家族や支援者の負担は大きい．

表　切迫的摂食による食行動の変化に対する観察・アセスメント・ケアのポイント

観察のポイント	**a. 病態生理的なもの** （精神症状） ・幻覚・妄想による言動や行動を生じていないか． ・食事環境による精神症状の変化の有無 ・夜間の睡眠状況や睡眠パターンの把握 （摂食行動） ・座って食事摂取ができるか，一点食いで掻き込んでいないか，一口摂取量が多くなっていないか，咀嚼しているか，嚥下せずに次から次へと口腔内に入れていないか，むせながら食事摂取を続けていないか，声かけや制止の促しに応じるのか，摂食ペースの自己修正や調整が可能であるか． **b. 治療・処置に関連するもの** （薬剤による有害反応） ・覚醒度や反応の程度，流涎の有無，錐体外路症状の評価 （摂食行動） ・摂食時における口腔周囲筋や舌の運動状況 **c. 状況に関連するもの** ・家族や患者の支援者から入院前の食事に関する情報 ・家族など特定の人が妄想対象となっていないか． ・退院後の食事指導に対する反応に変化がないか． （入院病棟の環境，治療上の環境（3 カ月以内に必ず退院か退院先がなく目途が立たないか），家庭環境（家族との関係性），生活経験，社会的役割） **d. 発達段階に関連するもの** （年齢に関連する：加齢，青年期） ・高齢者で退院後も独居の場合
アセスメントのポイント	・食事の時，覚醒しているか，反応が乏しくないか，振戦や舌の動きの悪さはないか，むせがないかといった身体機能を診察し，薬剤による有害反応かどうかを見極める．
ケアのポイント	・幻覚や妄想がある場合，他の患者と食事時間をずらし，症状が緩和される場所で食事摂取をする． ・掻き込みや詰め込み食べ，嚥下前に次々と口腔内に食物を入れる場合，声かけや制止を促しながら見守る． ・食物形態の調整を行う． ・一口摂取量を調整する． ・入院前の食行動から，もともと食行動に問題がなかったかを確認する． ・窒息や誤嚥の既往が食行動の問題によるものか，機能的な問題であるのかを確認し，評価する． ・錐体外路症状が出現しているときは，薬剤の有害反応を疑い，摂食疲労を軽減し，水分や食事摂取量を確保する． ・治療効果とあわせて食行動の変化を把握する． ・退院する目途が立たない場合は，治療効果をみながら摂食ペースや一口摂取量の習慣化に重点をおき，日々統一した対応を実施する． ・退院後の生活に向けてケースワーカー，家族・多職種が連携を図り，社会資源や社会福祉サービス内容の検討する．

入院中，家族が妄想の対象であれば症状が安定するまで家族の面会を一時制限する．

退院後の食事摂取時の観察点として，声かけしても止めずに掻き込んでしまう，むせても掻き込んで食べるなど，患者の具体的な食行動の問題点を提示する．家族や支援者には，食行動の問題が現れたときに医療者に相談するように話しておき，ケースワーカーとも情報を共有する．家族や支援者だけでなく患者にかかわるスタッフも交えて一緒に考え，家族や支援者の負担を軽減する．

4）評価のポイント

治療経過における精神症状や行動変容を観察しながら，段階を踏んで自力摂取に向けた支援が実践できたかを評価する．入院時より，患者の退院後の生活スタイルを見据えるため家族と連携が図れたのか，退院後の生活で対応可能な食物形態に関する教育を患者とその家族が理解できるように指導できたかを評価する．患者への教育を行うときは，病棟看護師の存在が欠かせない．病棟看護師の働きかけによって，患者や家族が協力的となる場合が多い．主治医，病棟看護師，摂食・嚥下障害看護認定看護師，患者と家族および患者の支援者との連携も評価する．

文献

1) 才藤栄一：摂食・嚥下障害のリハビリテーション．臨床神経，48：878, 2008.
2) 飯塚桃子・他：慢性期の統合失調症患者にみられる食事時間が短い患者のパターンと要因．日本看護学会論文集　精神看護，(37)：160, 2006.
3) 前掲書1），875-878.
4) 前掲書2），160-162.
5) 野島啓子・他：嚥下機能低下により胃ろうによる栄養管理となった統合失調症例．音声言語医学会総会特集第5群：85, 2006.
6) 髙橋清美・他：統合失調症患者に対する摂食時の看護観察は，摂食・嚥下機能評価と関連するのか．日赤九州国際看大 Intramural Res Rep, (7)：1-7, 2009.
7) 田村文誉・他：成人重度知的障害者に対する摂食指導の受容に関する介入研究—認知機能と摂食機能との関係—．日摂食嚥下リハ会誌，11(2)：104-113, 2007.
8) 野島啓子・他：精神疾患患者の摂食嚥下障害の特徴．音声言語医特集第5群，45：43-44, 2004.
9) 砂川博子・他：食物の詰め込みや丸飲みにより窒息を繰り返す患者への支援．日精看会誌，52(2)：381-385, 2009.
10) 才藤栄一，向井美惠：摂食・嚥下リハビリテーション．第2版, pp.304-309, 医歯薬出版，2009.
11) 髙橋清美・他：精神科看護らしい口腔ケアへの探求．p.9, pp.80-96, pp.103-104, pp.116-128, 精神看護出版，2010.
12) 宇山理沙：精神疾患・認知症．臨床栄養，111(4)：482-490, 2007.
13) 野島啓子，植村順一：精神疾患患者の摂食嚥下機能について．日摂食嚥下リハ会誌，8(2)：212, 2004.
14) 前田佳予子：統合失調症患者の食環境整備による早食いへの改善効果．臨床栄養，122(7)：890-891, 2013.
15) 川野雅資：精神症状のアセスメントとケアプラン32の症状とエビデンス集．メヂカルフレンド社，2012.

（臼井　晴美）

> 事例

常同行為や精神運動興奮による食行動の変化

症例
70歳代，男性．

疾患名
前頭側頭型認知症（FTD）

施設入所後の様子
　施設入所後，徐々に自発語，語彙が失われていき，「ばかやろう」「うんこ」程度の自発語しか話さなくなった．食事を提供するとスプーンに大盛りの食物を口に詰め込み，ほとんど丸呑みしているような状態で，時折飲み込まずにどんどん口に詰め込んでいる動きが止まらず，窒息寸前になったこともあった．

看護の実際
　窒息リスクを避ける必要があったが，声かけで勢いを調整することが困難であったため，食形態をきざみ食に下げ，スプーンを小さくしてみた．しかし，勢いは止まらず，食具を使わずに器を持って口に流し込んだり，手ですくって食べるようになった．食べる速さのせいで，むせたり吹き出したりすることもあったため，速さのコントロールを目的に介助摂食とした．介助摂食になると，こぼした食物だけを手で取って食べていた．自室内では，壁の掲示物や観葉植物を取って食べてしまったり，枕，布団，靴下などあらゆるものに噛みつき，しゃぶってちぎって最終的に食べてしまい，ベット柵も壊してしまう様子であった．異食に対しては患者の手の届く範囲に掲示物は張らないことにし，自室にはマットと布団しか置かないようにした．

経過
　介助摂食にしてから1年後，再評価のためにスプーンを持たせてみたところ，スプーンで摂食することが可能となり，食べる速さも多少の改善がみられたため，自立摂食をしてもらいながら看護師が横から介助するスタイルに変更した．

〈枝広あや子〉

事例

幻覚・妄想状態がある患者への口腔機能支援

統合失調症の患者に対する口腔ケアの工夫

これまでの経緯

　患者は60歳代前半の女性，疾患名は統合失調症．20年ほど前から，転職をきっかけに「戸籍をいたずらされている」「自分にレーザーがあてられている」などの被害妄想があり，不眠，深夜に徘徊し保護され入院となる．その後も病識なく軽快，増悪を繰り返し，今回6回目の入院となる．入院期間は7カ月．現在も「私は女神様」「マフィアに追われ暴力団に守られている」などと話し，廊下を突然走り出したり，小銭を入れずに電話をかけたりと妄想に基づく言動がある．また，入浴や義歯を外すことを強く拒否し，義歯を洗浄することなく装着したまま生活しており，口臭が強い状態であった．

口腔ケアの取り組み

　病棟のスタッフでカンファレンスを行い，以下のことに取り組んだ．

　①信頼関係の構築：患者は，口数が少なく，自発的にスタッフに話しかけてくることも少なかった．義歯の洗浄を勧めると「嫌です」「ダメなんです」と足早にその場から立ち去りトイレにこもる行動をとっていた．カンファレンスでは，患者はスタッフへの不信感に似た不安があるのではないかと話し合われた．そこで，挨拶や体調について聞くなど積極的に声をかけ，スタッフは患者への関心が高いことを示すようにかかわった．約1週間後には声をかけると笑顔がみられるようになり，患者から挨拶してきたり，「あなたには5,000万円あげます」と話しかけたりする場面もみられるようになってきた．

　②拒否する理由の理解：患者にかかわるなかで，話を聞くと「（義歯を）外すとなくなってしまいそうで心配なんです」「（義歯を）外したら家族を殺すと言われるんです」などと拒否する理由が表出された．看護師は患者が抱える不安を受け止め，共感的な態度で対応するように心がけた．看護師も患者の義歯を紛失することがないように協力したいことを伝えたり，看護師が付き添い家族へ電話をかけたりと，不安の軽減ができるようにかかわった．

　③看護師と一緒に実施する：患者の理解度に合わせ口腔ケアの必要性を説明し，実施時は「一緒に行いましょう」と声をかけ，洗面所まで付き添い実施した．口腔ケアの拒否に対しては，時間をあけたり，スタッフを変えて対応したり，拒否を受け入れたり，次回の約束をしたりと自己決定力を高められるようにスタッフ間で統一して対応した．実施できたら賞賛し，看護者の喜びの気持ちを伝えた．

そうしたかかわりを続けた結果，患者からは「きれいな入れ歯は気持ちいいですね」と言葉を得られることもあった．また，患者が食後自ら洗浄している姿もみられるようになり，現在は拒否することなく実施できている．

精神科閉鎖病棟で行った呼吸リハビリテーション

当病棟は，長期入院の患者が多く，65歳以上の高齢者が7割以上を占めており，病棟の看護師から「身体合併症の人が増えてきたね」という声がよく聞かれる．精神科病棟において，薬物療法の有害反応，加齢による嚥下機能の低下，食事の切迫摂取などから，患者は窒息や誤嚥性肺炎を発症するリスクが高い．しかし，慢性的な忙しさや精神症状にあわせてケアを行う時間が割けないなどの理由から，十分な身体的ケアを実践できていないとスタッフは感じている．

そこで，嚥下障害が疑われ，協力を得られた対象者を4名を選定（選定基準：①摂食・嚥下評価表で「嚥下障害あり」と判定された患者，②誤嚥性肺炎の既往がある者，③食品による窒息を経験した患者）し，呼吸リハビリテーション（以下リハ）を実施した．

呼吸リハの実施内容は，ペットボトルブローイング，吹き戻し，紙風船，童謡，カラオケである．

呼吸リハの評価尺度にはAMSD（Assessment of Motor Speech for Dysarthria）を使用した．AMSDとは，標準ディサースリア検査のことをさし，言語聴覚，摂食嚥下障害の研究領域で活用されている．大きく分けて7つの項目から構成され，その項目の1つである呼吸機能評価尺度（呼吸数，最長呼吸持続時間，呼気圧・持続時間）を使用し，リハの実施前後で実測値に変化があるのかを評価した．実施期間は40日間．実施時間は1回に20分程度．患者のペースに合わせて実施できるように配慮した．結果，4名中2名の最長呼吸持続時間が向上し，呼吸数，呼気圧・持続時間の変化はみられなかった．

事例からの学び，今後の課題

今回リハを実施するにあたり，カンファレンスのなかで，口腔ケアへの意識や知識を深めていくことから取り組んだ．看護師からは，ブラッシングだけが口腔ケアだと認識していたこと，誤嚥させないことばかりに注意が向いている傾向にあること，食事形態を変更したことで安心していることが明らかになった．また，ケアの必要性をスタッフは理解しているが，毎日の業務のなかで人手不足，慢性的な忙しさから継続させていくことが困難ではないかとの意見があった．そこで，実施内容表を対象者のベッドサイドに貼り，対象者とスタッフが実施できそうなときに行い，実施できたらチェックを入れるように話し合った．実施内容についてスタッフから「簡単だから私でもできそう」「短い時間でもできるね」と協力的な意見が聞かれた．状態観察のための巡回時や，入浴の順番待ちの時間など短時間でも実施することができていた．

また，家族の面会時にケアの必要性，実施内容を説明し看護師と一緒に実施に協力してもらった．患者からは「暇なときにできた」「簡単だった」「気晴らしにできた」「看護師さんの説明を聞いて必要だと思った」「（AMSD 結果を見て）鍛えないといけないと思った」という声があった．また，家族からは「このくらいだったら面会中でもできます」との声が聞かれた．

　今後は，患者が楽しんで実施できるリハメニューの工夫をしてくことが大切であると認識した．また，これを継続し実施させるために，多職種へも病棟で実施しているケアを共有してもらい，コメディカルの協力を得ることが不可欠であると考える．現在，作業療法士の協力で身体機能を維持させることを目的としたメニューのなかで実施している．

（松尾　賢和）

事例

抑うつ気分，興味・喜びの喪失が強いうつ状態の患者へのケアの工夫

症例
50 歳代前半，女性

診断名
うつ病

現病歴
　生育歴：N 市にて会社員の父のもと，3 名同胞第 1 子として出生．地元の小・中学校を卒業後，志望通りの高校へ進学（成績は中位）．卒業後は地元の工場などで勤務し 20 代後半で現夫と結婚．以後は専業主婦として現在に至る．30 代前半に長女，2 年後に長男を出産．子どもはいずれも自立し遠方で生活しているため，現在は夫と二人暮らし．

　性格：発病前の性格は真面目で責任感が強く，物事に対して突き詰めて考える性格であった．友人も多く社交的で，料理や写真を趣味としており，自宅に友人を呼んで料理を振る舞ったり，夫が休みのときには二人で写真撮影に出かけるなど活動的であった．

　入院までの経過：1 年前，長年自宅で介護を行っていた母親が他界．この頃から，意欲の低下がみられるようになり，外出する機会が徐々に減少した．また，「何をやっても楽しくない」と興味・喜びの喪失がみられ，3 カ月前からは，不眠が生じ会話もほとんどしなくなった．

1カ月前からは，自室に引きこもり家事もできなくなり，入浴も不規則な状態となった．夫が自室まで食事を持っていくことで，なんとか食事は摂取できていたが，1週間前からは，「生きていてもしょうがない」といった悲観的な訴えが聞かれ，1日中臥床して過ごし，夫が食事介助を行っても数口程度しか摂取できなくなった．心配した夫が付き添い受診し，うつ病と診断され医療保護入院となった．主訴は抑うつ，不眠，食欲低下であり既往歴は特になし．

入院時所見
　TP：7.2 g/dL，TTR：24.0 mg/dL，TC：185 mg/dL，CH-E：214 U/L，TG：80 mg/dL，FBS：101 mg/dL，Na：135 mEq/dL，K：4.1 mEq/dL，Cl：105 mg/dL．BMI＝16.2，体重は3カ月前より約5 kg減少している．

入院後の経過
　入院後もトイレへ行く以外は自室で終日臥床して過ごし，飲水も自らは行わない状態であった．食事の摂取を促すと「食べても味がしないし，私には食べる資格はない…」と訴え，看護師が介助しようとした際には「母親と同じようになってしまった」と涙を流していた．入院当日より，抗うつ薬と抗不安薬，睡眠導入剤による薬物治療が開始となると「私の病気は重症だから薬を飲んでも治らない気がする」などと訴え服薬には否定的ではあったが，著しい拒否はなく看護師の促しによりなんとか服用できていた．

看護の実際
　入院当初は，患者の負担にならない程度の訪室を心がけた．入院時の栄養状態に著しい低下がみられなかったことから，食事に関しては当初積極的に摂取を促すことはせずに，「食事量が少なく心配しています」と伝え，気にかけているというサインを送りながら，食事に対する患者の思いについて尋ね，訴えを支持的に傾聴し信頼関係の構築を図った．そうした心理面のみではなく，抗うつ薬の投与初期の有害反応として生じる消化器症状などの身体症状についても確認した．入浴時の体重測定や入院2週間後の血液検査のデータを，日々の食事摂取量とともに栄養状態評価の指標とした．一般的にうつ病の患者は午前中は抑うつ症状が強く，朝食が摂取できない場合が多いため，食事状態の時間的変化や固形物は摂取できないがジュース類は飲めるというように摂取可能な食事形態に関する情報を収集した．患者が摂取しやすい時間帯に摂取しやすい形態の食事が提供できるよう，患者の希望に応じて嗜好品を購入したり，栄養士と相談して栄養補助食品を追加したりした．食事に対する患者の心理的な負担を軽減することで少しでも患者が負担なく食事が摂れるようかかわった．結果，入院後1週間で体重が2 kg減少したものの，2週目は減少は見られず経過し，血液データでも入院時と比較し若干の改善が見られた．

入院2週間後の所見

TP：7.6 g/dL，TTR：26.0 mg/dL，TC：200 mg/dL，CH-E：220 U/L，TG：88 mg/dL，FBS：106 mg/dL，Na：132 mEq/dL，K：4.2 mEq/dL，Cl：102 mg/dL．

　心理教育的介入として，患者に安心感を提供することで心理的な負担の軽減を図り，より前向きに看護師の発言を受け入れてもらうために，現在起こっている症状が病気によるものであり治療の経過とともに必ず回復することや，今後の治療の見通しについて説明した．また，現在の自己に対する悲観的な訴えの要因として，長年母親の介護を行っていたという個人的背景が関係していると捉えた．そのため，『介助されている自己』を強化しないために，無理に食事介助を実施することは避け，可能な範囲で自分のペースで摂取するように促した．その際は，「まずは全量ではなく少量から摂取してみてはどうでしょうか」と促し，達成可能な目標を設定することで食事摂取への動機づけを行った．患者が少量でも食事が摂取できていたり，体重，血液検査の結果が好転していた際には，結果の報告とともに，摂取できたことや，治療協力への感謝を伝え，患者が達成できたことを肯定的にフィードバックし，自尊心の回復への支援を行った．食事摂取量が増加してきたころには，入院前の趣味である料理や写真に関する話題を提供して信頼関係をより深めるとともに，患者の反応を観察することで抑うつの状態の変化を確認した．

介入後の変化

　以上のような介入を続けた結果，入院1週目は食事がほとんど摂取できず体重減少が2kgあったが，入院2週間目からは朝食は摂取できないながらも，昼・夕食は3分の1ほど摂取し，そのほかに嗜好品として400 kcalの栄養補助食品なども摂取できるようになった．体重の減少もなく経過し，2週間後の採血結果でも栄養状態の改善がみられた．入院して3週間ほど経過したころから朝食も少量ながら摂取できるようになった．また，時折，「おいしかった」と食事に対する感想も聞かれるようになり，対人交流はみられないながらも，日中にテレビを観て過ごしたり，食事のメニューを確認するなど興味・喜びの改善が観察された．

　徐々に食事量は改善し，入院4週目で体重が1kg増加し，6週目でさらに1kgの体重増加が確認され入院時と同じ体重に戻った．また食事で提供されたメニューについて「家に帰ったら作ってみようかな」などと退院後の行動を示唆する発言が聞かれるようになるなど意欲面での改善もみられた．

＊事例に関しては，個人情報の守秘義務遵守のため，個人が特定できる内容について修正を加えて記載しています．

（後藤　悌嘉）

第3章

向精神薬の有害反応による摂食嚥下障害の特徴とその支援

1 導入―向精神薬

　これまでに，精神疾患と摂食嚥下障害との関連について触れてきた．幻覚や妄想によって興奮や衝動行為が出現すると，自傷や他害行為の原因ともなりうる．幻覚や妄想といった精神病症状を抑えるために薬物療法を行うのだが，この薬物療法にもよい副作用と悪い副作用（有害反応）があり，有害反応の中には摂食嚥下に関連する機能に影響を与えるものがある．ここでは，向精神薬の有害反応による摂食嚥下障害の特徴とその支援について触れたい．

1）向精神薬とは（種類と作用・有害反応，多剤併用の問題）

（1）向精神薬の種類と作用

　精神科領域で使用する向精神薬とは，中枢神経系に作用する薬剤全般をさし，抗精神病薬，抗うつ薬，抗不安薬，睡眠薬，抗痙攣薬などが該当する．

　抗精神病薬は，統合失調症の症状を改善させる薬剤で，主にドパミン受容体（D_2受容体）を遮断し，ドパミンの働きを抑制することで作用する．抗精神病薬には定型抗精神病薬と非定型抗精神病薬があり，後者は前者の後に開発された薬剤で，有害反応としての錐体外路症状（EPS）が少ない．

　抗うつ薬は，うつ病の治療に用いられ，憂うつで落ち込んだ気分を改善させ，意欲ややる気を起こさせる作用がある．神経末端でセロトニンとノルアドレナリンの再取り込みを遮断する三環系抗うつ薬，四環系抗うつ薬，中枢神経系のシナプス前ニューロンにおけるセロトニン再取り込みを阻害する選択的セロトニン再取り込み阻害薬（SSRI），シナプスにおけるセロトニンとノルアドレナリンの再取り込みを阻害するセロトニン・ノルアドレナリン再取り込み阻害薬（SNRI）などがある．

　抗不安薬は，焦燥感や興奮を和らげ，不安をとる薬剤である．抗不安薬としてもっとも使われているのはベンゾジアゼピン系薬物で，ベンゾジアゼピンはGABA受容体にGABAが結合するのを促進させ，中枢神経系を抑制し，情動に作用する脳の働きを抑制する．また，ベンゾ

ジアゼピン系薬物は鎮静作用の他に，催眠作用があり，睡眠薬としても使用される．

抗痙攣薬はてんかん治療の薬剤で，発作のタイプによってさまざまな種類がある．てんかんとは，脳内における発作的で異常な過放電によって起こる痙攣であり，抗痙攣薬によって中枢ニューロン刺激閾値を上昇させたり，抑制神経伝達物質であるGABAの作用を促進したりすることで予防する．

（2）向精神薬の有害反応（表3-1-1）

a. 過鎮静

向精神薬の有害反応として過鎮静がある．過鎮静による嗜眠状態は，治療開始時や内服量を変えた直後に認めることが多く，通常，1,2週間で改善する．長期間にわたって過鎮静が続く場合は，服薬量を減量するか，他の薬剤との相互作用がないかを確認する．ベンゾジアゼピン系の薬剤，抗精神病薬，抗うつ薬，抗痙攣薬など，さまざまな向精神薬で過鎮静は出現しうる．摂食嚥下においては，まず先行期の障害として現れ，嚥下のどの期にも影響する．

b. 抗コリン作用

抗コリン作用には，口腔乾燥，便秘，排尿困難，徐脈，認知障害などがある．三環系抗うつ薬で出現しやすい．抗コリン作用のうち口腔乾燥は頻度が高く，摂食嚥下においてはとくに口腔での異常として現れる．すなわち，唾液分泌の障害のため潤滑性が失われ，咀嚼や咽頭への食物送り込みの障害が現れる．

c. 錐体外路症状（EPS）（p.74〜78参照）

錐体外路症状（EPS）には，筋強剛，静止時振戦，仮面様顔貌，動作緩慢，構音障害，嚥下障害，アカシジア（静座不能），ジストニアなどがある．いわゆるパーキンソン病の症状である．また，後述する遅発性ジスキネジアも錐体外路症状（EPS）の一種である．錐体外路症状（EPS）は抗精神病薬で現れやすく，嚥下のどの期にも障害が現れる．

d. 悪性症候群

悪性症候群は，抗精神病薬によってD_2受容体を遮断することが原因で発症し[1]，抗精神病薬を服薬している患者の0.07〜2.2％が合併する．悪性症候群は，原因薬剤を投与後24時間以内の発症が16％，1週間以内の発症が66％，30日以内の発症が96％である[2]．38〜40℃に至

表3-1-1 向精神薬の有害反応

		過鎮静	抗コリン作用	錐体外路症状	その他
抗精神病薬	定型	++	++	++	悪性症候群
	非定型	++	+	+	悪性症候群
抗うつ薬	三環系・四環系	++	++	−	セロトニン症候群
	SSRI・SNRI	+	−	−	セロトニン症候群
抗不安薬・睡眠薬		++	−	−	
抗痙攣薬		++	−	−	

++：高用量で発生の可能性が高い，+：発生する可能性がある，−：発生する可能性が低い

る高熱，発汗，頻脈，流涎，嚥下障害，意識障害，全身の筋強剛などが出現する．血液検査では血清CKが数千から数万単位/Lに上昇する．ときに呼吸障害，循環障害，腎不全などを合併し死に至る．治療には，原因薬物を減量中止し，安静と絶食，補液下で全身管理する．ダントロレンやブロモクリプチンも有効である．

悪性症候群の発症要因は，抗精神病薬の服薬開始時や増量時，抗パーキンソン病薬の中止時など，治療に伴う要因の他に，脱水時，低栄養時，そして抗精神病薬の服薬アドヒアランスが悪い患者が正しく服用し始めたときにも発症する．

e. セロトニン症候群

セロトニン症候群は，セロトニン機能を亢進させる薬物を服用中に合併する症状である[3]．原因薬剤を投与後，24時間以内に出現するのが特徴で，悪性症候群よりも発症が急激であることが鑑別に役立つ．症状として，ミオクローヌス，深部腱反射の亢進，発汗過多，悪寒，振戦，下痢，協調運動障害，発熱，不安焦燥，錯乱，せん妄などが現れる[4]．治療は，セロトニン系薬剤の中止と補液やクーリングなど，保存的に行う．重症化した場合には全身管理が必要になる．

f. 遅発性ジスキネジア

遅発性ジスキネジアは，抗精神病薬を長期服用してから現れる不随意運動で，抗精神病薬治療中の患者の約14〜20％に出現する．舌や口唇，下顎に現れることが多く，窒息との関連が指摘されている．四肢や体幹にも症状が現れることがある．遅発性ジスキネジア発症のリスクは，抗精神病薬の治療期間と累積投与量に比例するとされ，服薬開始後6カ月以内に認めることはまれである．遅発性ジスキネジアを予防するために，最低用量の非定型抗精神病薬で治療することが望ましい．遅発性ジスキネジアが現れた場合，原因である抗精神病薬を継続し続けると重症化し，かつ症状が非可逆的になる．そのため，速やかに原因薬剤を中止，もしくは減量する必要がある．原因薬剤の減量によって統合失調症の精神症状が悪化するリスクがある患者では，他の抗精神病薬に変更することで対応する．その場合，定型抗精神病薬から非定型抗精神病薬に変更，あるいは，非定型抗精神病薬を別の非定型抗精神病薬に変更する．

（3）多剤併用の問題

わが国の精神疾患患者は，異なる2種類以上の向精神薬を複数内服する多剤併用で治療されていることが多い．統合失調症患者の場合，35.2％が多剤併用とされる．向精神薬の多剤併用は単剤処方に比べて有効であるというエビデンスは乏しく，身体合併症を起こしやすいなど，さまざまなデメリットがある（表3-1-2）[5]．抗精神病薬の単剤処方の割合が増加するに伴い，錐体外路症状（EPS）を改善するための抗パーキンソン病薬の併用率が減少するというデータもある[6]．抗精神病薬の内服総量を減らすガイドラインとして，国立精神・神経医療研究センターから「SCAP法による抗精神病薬減量支援シート」[6]の概要版が公開されている．

表3-1-2 多剤併用のデメリット

①どの薬が効いたかわからない.
②指摘投与量がわからない.
③副作用が出たとき，どの薬が問題かわかりにくい.
④薬物相互作用が起こる可能性がある.
⑤調剤ミス，投薬ミスが起こりやすい.
⑥アドヒアランスが低下する.
⑦医療費が増大する.
⑧副作用のため薬物がさらに追加される.
⑨個々の薬物の特徴がわかりにくい.
⑩文献（エビデンス）と照合できない.
⑪副作用による死亡率が上昇する危険性がある.

（長嶺敬彦：抗精神病薬の「身体副作用」がわかる. p147, 医学書院, 2006）

文献

1) 厚生労働省重篤副作用疾患別対応マニュアル　横紋筋融解症：http://www.info.pmda.go.jp/juutoku/file/jfm0611001.pdf
2) Caroff SN, SC Mann：Neuroleptic malignant syndrome and malignant hyperthermia. Anaesth Intensive Care, 21(4)：477-478, 1993.
3) 厚生労働省重篤副作用疾患別対応マニュアル　悪性症候群：http://www.info.pmda.go.jp/juutoku/file/jfm1003003.pdf
4) Sternbach H：The serotonin syndrome. Am J Psychiatry, 148(6)：705-713, 1991.
5) 長嶺敬彦：抗精神病薬の「身体副作用」がわかる. pp.146-147, 医学書院, 2006.
6) 国立精神・神経医療研究センター：SCAP 法による抗精神病薬減量支援シート：http://www.ncnp.go.jp/nimh/syakai
7) 吉尾 隆：抗精神病薬の多剤併用大量処方の実態—精神科臨床薬学研究会（PCP 研究会）処方実態調査から—. 精神経誌, 114(6)：690-695, 2012.

（山本　敏之）

2）簡易懸濁法と口腔内崩壊錠

（1）簡易懸濁法

a. 簡易懸濁法とは

　簡易懸濁法とは，嚥下障害のある患者や経管栄養チューブが施行されている患者の薬剤投与方法として考案されたものである．実施方法は，錠剤をつぶしたり，カプセル剤を開封したりせずにそのまま約55℃の温湯に入れ，医薬品を崩壊・懸濁し経管投与する方法である．簡易懸濁法を実施する際には，すべての医薬品において適応とはならないので，まず使用する医薬品が簡易懸濁法の適応になるのかを識別する必要がある[1]．簡易懸濁法の可能医薬品一覧は，『内服薬経管投与ハンドブック　第2版[2]』に，医薬品ごとの崩壊・懸濁試験，チューブ通過性，コーティング破壊処理，錠剤粉砕，カプセル開封の可否，同じ薬効分類内での経管投与可能薬品の選択について掲載されているので参考にしていただきたい．

　簡易懸濁法は，服薬している内服薬をそのまま崩壊・懸濁する方法なので，従来行われてきた経管栄養チューブから内服薬を投与する際の錠剤の粉砕，カプセル剤の開封などの手間が省ける．粉砕法による内服薬の一包化では，配合したあとの投与日数期間の問題や配合変化の危

険性もあるが，簡易懸濁法では基本的に投与10分前に調整するのでこれらの危険性を軽減できる．粉砕法により一包化調整されたものでは，薬の変更が生じた場合にその全てを破棄しなければならないが，本方法ではそのようなこともなくなる．処方された薬品をそのままの形で使用するので，調整時のミスを軽減できるなどの利点がある（表3-1-3）．

嚥下障害のある患者へ内服薬を投与するときには，重症の嚥下障害患者には，経鼻栄養チューブや胃瘻を用いるが，軽症〜中等度の嚥下障害患者では，簡易懸濁法で懸濁させた薬剤にトロミ調整食品でトロミをつけて服薬させることも試みられる．しかし，薬剤の種類によっては，苦みが強く味が悪くなるため，口腔や咽頭の通過時間が延長している嚥下障害患者では，健常者よりも粘膜に薬剤が接触する時間が長くなるため，苦味が増大し服薬を嫌がることもあるので注意が必要である．

b. 簡易懸濁法の実施手順

経管栄養チューブからの手順について説明する．
① 1回に投与するすべての薬と約55℃の温湯20ccほどをカップに入れて10分間放置する．
② 注入器を使用して懸濁・崩壊した薬剤を吸い取る．
③ 注入器より経管栄養チューブへ注入する．
④ 注入後，チューブの汚染や閉塞予防のため，白湯を20ccほどチューブに通水する．
⑤ 注入後，胃食道逆流を予防するために30分以上は臥位姿勢にならないようにする．

その他，直接注入器内に医薬品を入れる方法や水剤瓶に入れて行う方法などがある．

c. 崩壊・懸濁する時間と温湯の温度について

簡易懸濁法は，粉砕法による一包化薬に比べ配合変化の危険性は著しく少ないが，10分間混合されることによる薬の配合変化の可能性はある．そのため，簡易懸濁法を実施する際には，温湯につけておく時間が10分以上にならないように注意する必要がある[3-5]．

表3-1-3　簡易懸濁法の利点

薬の効果・安定性が保たれる
粉末状にしたときに比べ，錠剤やカプセル剤をそのまま調整するので，光，温度，湿度，配合変化などの影響が少なくなる．
経管栄養チューブの閉塞回避ができる
8Frチューブなどの細い経鼻栄養チューブからでも実施ができる．
投与前の内服確認ができる
粉末状にしたときに比べ，錠剤やカプセル剤の識別コードで薬品名が確認できる．
内服薬の中止や変更に対応できる
粉砕法による内服薬の一包化は，個々の薬剤の中止・変更に対応できないが，簡易懸濁法の場合，錠剤・カプセル剤のままなので対応ができる．
投与可能薬品が増加する
粉砕法に比べ，使用できる薬品数が増え選択肢が多くなる． ＊錠剤・カプセル剤全1,003薬品中，粉砕法では694薬品（69%），簡易懸濁法では850薬品（85%）に適応となる[2]．

使用する温湯の温度は，厳密である必要はなく約55℃でも問題はない．55℃は，カプセル剤を溶かすために必要な温度とされている．しかし，湯温が高すぎる場合，固まってしまう薬剤や安定性を損なう薬剤があるので注意が必要である．一方，湯温が低すぎると十分に崩壊・懸濁しない薬剤もあるので温度管理には十分な配慮が必要となる．実際の温度設定の目安としては，ポットのお湯と水を2：1で入れると約55℃になるとされている．

（2）口腔内崩壊錠

a. 口腔内崩壊錠とは（表3-1-4）

口腔内崩壊錠（Oral Dispersing Tablet；OD錠）とは，高齢者や小児，嚥下障害のある患者に対して，飲みやすさ，QOL（Quality of Life）の向上，服薬コンプライアンスの改善などをコンセプトに開発された内服薬である．口腔内崩壊錠は，服薬時に水なしで飲めるのが特徴で，口腔内に投与すると唾液で速やかに溶けるように製剤設計されている．また，飲水制限のある患者（腎不全，心不全，肺水腫など），服薬に介助が必要な患者，化学療法中で悪心・嘔気の強い患者，夜間の排泄が心配で就寝前の飲水を拒否する患者の服薬に関する負担を軽減できる．

精神疾患患者や認知症患者において，拒薬，薬を吐き出してしまう，飲み込みに時間がかかる場合も，口腔内崩壊錠では，これらの問題を解決できるため服薬コンプライアンスが向上し，介助者の負担軽減につながる．したがって，口腔内崩壊錠は精神科領域においてとくに有用性の高い剤形であると考えられる[7-9]．

b. 口腔内崩壊錠内服時の注意点（表3-1-5）

口腔内崩壊錠の中には普通の錠剤に比べ，壊れやすい，吸湿しやすい，原薬の持つ苦味などの欠点もあり，一包化には不適切な製剤もある[10]．また，普通の錠剤も併せて服薬しているときには，口腔内崩壊錠ではない錠剤をどのように服薬させるかを考えなければならない．実際に服薬時に水を必要とする普通の錠剤と一緒に服薬すると，口腔内崩壊錠の利点が発揮できない場合があると指摘されている[11]．しかし，飲水制限のある患者で数種類の薬剤を服薬し

表3-1-4 口腔内崩壊錠の利点

- 高齢者や小児，嚥下障害（とくに先行期）のある患者に対しての安全性・利便性向上
- QOLの向上，服薬コンプライアンスの改善
- 飲水制限のある患者の利便性向上
- 化学療法中などの悪心・嘔気時における利便性の向上

表3-1-5 口腔内崩壊錠の欠点

- 普通の錠剤に比べ，壊れやすく，吸湿しやすいなどの欠点もあり，一包化には不適切な口腔内崩壊錠もある．
- 原薬の味の問題（苦み，味の悪さ）で服薬コンプライアンスに重大な影響を与える可能性がある．
- 服薬時に水を必要とする普通の錠剤と一緒に服薬すると口腔内崩壊錠の利点が発揮できない恐れがある．
- 嚥下障害（とくに口腔期・咽頭期）のある患者の場合，口腔残留，胃咽頭残留の危険性がある．

ている場合や化学療法中の悪心・嘔気の強い患者などでは，1錠でも口腔内崩壊錠があれば，服薬時の飲水量を減らすことができるとも考えられる．

　口腔内崩壊錠は口腔内で崩壊するという特徴から，ニトログリセリンなどの舌下錠を思い浮かべ，即効性があると誤解されるケースがあるが，血中濃度の推移は，通常の薬剤を服薬した場合と大きく異ならないとされている[12]．また，飲水の有無によっても投与後の薬物動態は変化しないとされている[13]．したがって，口腔内崩壊錠は服薬のしやすさを追求した剤形であると理解する必要がある．

　嚥下障害のある患者に対して，口腔内崩壊錠を服薬させる場合は，口腔内で錠剤を崩壊させてから飲み込むので，利便性・安全性が高くなるとの報告がある[14-16]．しかし，これらの報告は，患者の自覚症状のみで嚥下のしやすさを評価しているものである．一方で，嚥下内視鏡検査や嚥下造影を用いた評価においては，口腔内崩壊錠が必ずしも嚥下障害患者にとって有用とはいえないとする報告もある[17]．

　摂食嚥下障害患者の中には，食塊形成不全，咽頭への送り込み障害，嚥下圧形成不全，食道入口部開大不全などさまざまな病態があるため，一概に口腔内崩壊錠が嚥下しやすい剤形とはいえない．口腔内崩壊錠は，もともと低刺激となるように製剤設計されているため，咽頭に残留した場合でも違和感が少なく残留感が得られにくい可能性が示唆されている[17]．したがって，嚥下障害患者に内服薬を服薬させる場合には，口腔内崩壊錠だからといって安全に嚥下できるわけではないため，個々の摂食嚥下障害の病態に応じて，服薬方法の検討をする必要がある．

　一方，認知症患者や精神疾患患者に対して口腔内崩壊錠を用いる時は，拒薬などの先行期に問題があり，口腔期や咽頭期に問題がない場合においては，有用性があると考えられるので，積極的に用いるべきである．いずれにしても，摂食嚥下障害患者に内服薬を服薬させる場合は，病態や嚥下機能を正しく評価し，前項で述べた簡易懸濁法を用いてトロミつきの液体と混ぜて内服する[18]．ゼリーやプリン，粥などと一緒に内服する，トロミつきの液体で内服するなどの配慮が必要である[19]．

文献

1) 加勢素子・他：簡易懸濁時に注意を要する薬剤と配合変化．日本医療薬学会講演要旨集：206, 2005.
2) 藤島一郎・他：内服薬　経管投与ハンドブック．第2版，じほう，2006.
3) 矢野勝子・他：簡易懸濁法による薬剤経管投与時の主薬の安定性の検討．医療薬学，32(11)：1094-1099, 2006.
4) 新井克明・他：簡易懸濁法施行時における配合変化　腸溶性製剤ランソプラゾールOD錠と他剤同時懸濁の可否．日本医療薬学会講演要旨集，21：294, 2011.
5) 石田志朗・他：配合変化を予想するための懸濁液pH情報を知りたい！．薬局，60(8)：2929-2036, 2009.
6) 簡易懸濁法研究会：http://kendaku.umin.jp/about/index.html
7) 倉田なおみ：痴呆性疾患と服薬—ドネペジル口腔内崩壊錠に意義を中心に薬剤師の立場から．クリニシアン，52：222-225, 2005.
8) 小林君子・他：痴呆性疾患と服薬—ドネペジル口腔内崩壊錠に意義を中心に介護の立場から．クリニシアン，52：226-228, 2005.
9) 高野照起：抗精神病薬の剤形に関するスタッフ意識調査—統合失調症急性期治療におけるオランザピン口腔内崩壊錠（ジプレキサザイディス錠）の有用性．新薬と臨，56：890-895, 2007.
10) 入倉　充・他：医療現場からの飲みやすい錠剤のニーズ—口腔内崩壊錠を中心として．薬事，50(11)：

1669-1676, 2008.
11) 本田義輝：ファモチジン口腔内崩壊錠の服薬性に関する患者の意識調査．病院薬学，24：533-540, 1998.
12) ジプレキサ®ザイディス®錠インタビューフォーム，日本イーライリリー，2013年3月改訂．
13) 大西克浩・他：慢性疾患における薬剤アドヒアランス向上の工夫．2．アドヒアランス向上を目指した剤形の選択 ―貼付剤，口腔内崩壊錠，配合剤などについて薬物動態とアドヒアランスの観点から―．Prog. MED, 33(6)：1265-1269, 2013.
14) 松里軒浩一・他：速崩壊錠に対する軽度嚥下障害患者の評価．医療薬学，29：648-651, 2003.
15) 正木勝広：飲み込みやすい製剤―口腔内崩壊錠の開発―．薬局，51：1403-1407, 2000.
16) 森友英治・他：嚥下障害患者に対する速崩性錠剤の服薬感に関する調査．日病薬誌，39：1135-1137, 2003.
17) 馬木良文・他：口腔内崩壊錠は摂食・嚥下障害患者にとって内服しやすい剤形か？．臨床神経学，49：90-95, 2009.
18) 前掲書2），pp.76-78.
19) 前掲書2），pp.5-25.

（三鬼　達人）

2　抗精神病薬（メジャートランキライザー）の有害反応

1）抗精神病薬とは

　抗精神病薬（メジャートランキライザー）とは，主に統合失調症の治療として用いられる薬剤で，ドパミン受容体（D_2受容体）を遮断することによって作用する．PETを使った研究から，D_2受容体の約65％が占拠されると治療効果が現れ，78％以上が遮断されると有害反応として錐体外路症状（EPS）（p.74〜78を参照）が現れる[1]（図3-2-1）．有害反応が現れる服用量は治療効果が現れる服用量よりも多いものの，治療効果が現れるタイミングと内服薬を増量するタイミングのずれから，抗精神病薬を調整中は過量になりやすい．

　抗精神病薬には非定型抗精神病薬と定型抗精神病薬があり，一般には前者のほうが錐体外路症状（EPS）は出現しづらく，また，摂食嚥下障害も合併しにくい．その理由として，サブスタンスPとの関連が考えられている．サブスタンスPは嚥下反射や咳嗽反射にかかわる物質で，迷走神経，および舌咽頭神経知覚枝の頸部神経節で合成され，咽頭や気管の末梢神経に蓄積される．サブスタンスPの合成はドパミンによって促進されるため，定型抗精神病薬を服用している統合失調症患者の血清サブスタンスPは低値である．それに対して非定型抗精神病薬で治療されている患者の血清サブスタンスPは健常者と同程度であり，摂食嚥下障害が現れにくいと考えられている[2]．

　わが国では，年々定型抗精神病薬の処方率が下がり，非定型抗精神病薬の処方率が上がっている．定型抗精神病薬の処方率は2006年には70.6％であったのに対し，2010年には58.2％まで減少し，一方で非定型抗精神病薬は75.5％から84.0％に増加した．また，定型抗精神病薬と非定型抗精神病薬の併用率も減少し，非定型抗精神病薬同士の併用が増加している[3]．

　他の有害反応として，抗コリン作用や過鎮静もまれではない．現れうる合併症には悪性症候

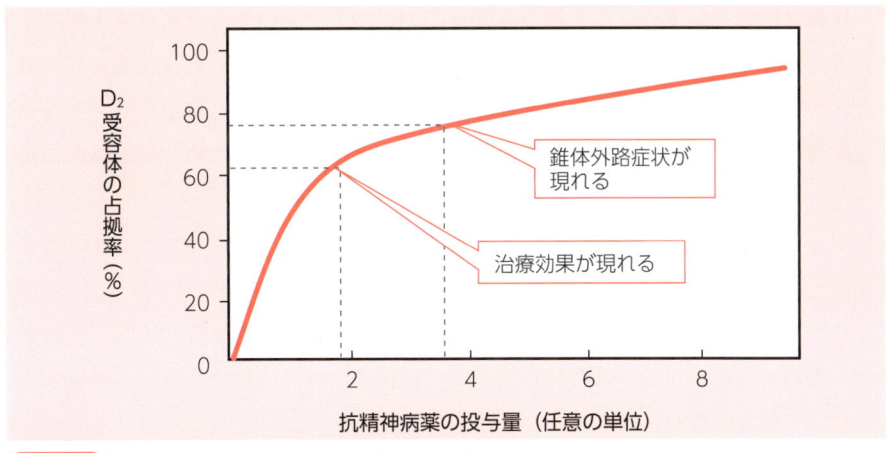

図 3-2-1 抗精神病薬の服薬量と有害反応の出現

(Kapur S, et al.: Relationship between dopamine D₂ occupancy, clinical response, and side effects: a double-blind PET study of first-episode schizophrenia. Am J Psychiatry, 157(4): 514-521, 2000.)

群や遅発性ジスキネジアがある．

2）抗精神病薬の有害反応による摂食嚥下と食行動に関する問題

　抗精神病薬に関連した有害反応のうち，錐体外路症状（EPS），抗コリン作用，過鎮静，悪性症候群は，内服薬服用を開始したときや増量したときに出現することが多い．摂食嚥下障害は，本来の治療目的である精神症状が改善してから問題が明らかになる[4]．

　錐体外路症状（EPS）は，口腔での食物のコントロールや咀嚼による食物の粉砕，舌の運動を障害する．また，嚥下反射惹起タイミングの遅れや咽頭への食物の送り込みの障害も現れる[5-8]．錐体外路症状（EPS）による摂食嚥下障害は，定型抗精神病薬全般に現れやすく，非定型抗精神病薬のブロナンセリンやリスペリドンでも現れる．

　抗コリン作用による口腔乾燥は，唾液分泌の低下が原因である．そのため，口腔での潤滑性が失われ，口腔での食塊形成や口腔から咽頭への食物の送り込みが障害される．抗コリン作用は定型抗精神病薬ではクロルプロマジン，非定型抗精神病薬のオランザピン，クロザピンで症状が現れやすい．

　過鎮静は定型抗精神病薬でも非定型抗精神病薬でも出現しうる．過鎮静の患者は意識状態が悪く，摂食動作が障害される．また，嘔吐反射や咳嗽反射が低下し，誤嚥，窒息事故の原因となる[9,10]．嗜眠状態の患者は，症状が改善するまで摂食嚥下を行わず，経過観察をしたほうがよい．過鎮静による嚥下障害は，定型抗精神病薬ではクロルプロマジン，非定型抗精神病薬ではクロザピン，クエチアピンで現れやすい．

悪性症候群は抗精神病薬による重篤な有害反応の一つで、発症すると摂食嚥下機能が著しく障害されるばかりか、ときに死に至る。全身状態の管理を最優先し、意識状態や筋強剛、無動などの症状が改善するまでは経口摂取を行わない。全身状態が改善してからも、摂食嚥下機能が悪性症候群を発症する前と同じ程度に改善しているとは限らないため、経口摂取の再開は慎重に行う。

遅発性ジスキネジアは、抗精神病薬の服薬開始後6カ月以内に認められることはまれで、治療期間が長く、累積投与量が多い患者ほど出現頻度が高い。遅発性ジスキネジアは口腔準備期、口腔送り込み期の障害が多く、液体の送り込み開始や咀嚼が障害される。また、舌の突出がある患者は、食物や義歯が口腔の外に押し出され、食物を口腔に保持できない。四肢体幹に症状がある患者は、摂食動作が障害されることがある。

3）観察・アセスメント・ケアのポイント

（1）観察のポイント

抗精神病薬を原因とする錐体外路症状（EPS）は、原因薬剤を服用後、数日から数週間のうちに発症する。患者背景として、高齢者、女性、薬物量が多い患者は錐体外路症状（EPS）出現のハイリスクであるのでとくに注意する。錐体外路症状（EPS）を評価する場合、「重篤副作用疾患別対応マニュアル　薬剤性パーキンソニズム[11]」が簡便である（表3-2-1）。これは、パーキンソニズム（錐体外路症状（EPS））に関連がある項目を評価するもので、評価点の総点が6点を越えた場合、薬剤性錐体外路症状を疑う。

抗精神病薬は半減期が長い薬剤が多く、過鎮静にある患者は食事場面に限らず傾眠であることが多い。意識レベルは日頃から観察するようにする。

遅発性ジスキネジアが現れた患者は、舌の突出、開口するような動作、絶えず咀嚼しているような動作など、食事以外の場面でも症状を観察することができる。

表3-2-1　抗精神病薬を原因とする錐体外路症状の評価

	全くない（0点）	ほとんどない（1点）	時々ある（2点）	よくある（3点）	頻繁にある（4点）
筋肉がつる					
筋肉が固い					
動きが遅くなった					
体の一部が勝手に動く					
揺れる感じがある					
落ち着きがない					
よだれが出る					

「重篤副作用疾患別対応マニュアル　薬剤性パーキンソニズム」
(http://www.info.pmda.go.jp/juutoku/file/jfm0611009.pdf)

(2) アセスメントのポイント

　抗精神病薬の有害反応として摂食嚥下障害が現れた患者は，何らかの身体所見が現れていることが多いため，食事中の所見だけではなく，日常生活動作から摂食嚥下障害の合併を疑う．患者自身は自分の身体症状の変化に気づいていないことが多いことにも留意する．食物形態を決定する場合，歯牙の状態や摂食動作も考慮する．また，傾眠がある患者は，意識レベルの変動を評価する．抗精神病薬の有害反応が改善した時期には，再度，患者の状態を評価する．摂食嚥下障害の原因が抗精神病薬による有害反応だけであれば，薬剤調整後，介入前の食物形態に戻すことを試みる．

(3) ケアのポイント

　抗精神病薬による錐体外路症状（EPS）が現れた患者は，原因薬剤の減量中止や非定型抗精神病薬への変更を行う．しかし，有害反応が改善し，摂食嚥下障害が改善するまでには時間がかかる場合が多いため，その間の誤嚥，窒息には十分に注意する．摂食嚥下機能が改善するまでの間，急がず焦らず待つことも必要である．摂食嚥下障害の改善を目的に，錐体外路症状（EPS）を改善させる抗コリン薬やアマンタジンを開始することも有用である[12]．

　摂食嚥下障害の治療介入では，治療介入が原因で精神症状が不安定になる患者や衝動行為が現れる患者がいるため，精神科医とよく相談し，患者と医療者の両方にとって安全な方法を考える．また，形態調整食を開始した患者の中には，他人の食物を食べてしまったり，人目につかないところで食物を食べたり，外出時に食品を購入して食べたりするなどの問題行動を繰り返すことがある．患者本人の嗜好にあわせた食品を許可し，必要に応じて声かけや吸引などの処置を取るほうが安全な場合がある．環境要因として，他人への過干渉がある患者が，摂食嚥下障害がある患者に，勝手に食物を渡すことがあり，病棟では注意が必要である[13]．

　抗精神病薬の有害反応が改善してからは，摂食嚥下機能がどの程度改善しているかを再評価し，経口摂取の再開や食物形態の変更を行う．

4）評価のポイント

　抗精神病薬による有害反応は，摂食嚥下障害だけでなく，身体症状としても現れる．日常生活動作の変化から早期に有害反応の出現を発見するように心がける．ケアの実施では，精神科医とよく相談し，患者と医療者の両方に安全なケアを考える．抗精神病薬の有害反応が改善してからは，早めに摂食嚥下機能を評価し，適切な食事に変更する．

文献

1) Kapur, S., et al.：Relationship between dopamine D_2 occupancy, clinical response, and side effects：a double-blind PET study of first-episode schizophrenia. Am J Psychiatry, 157(4)：514-521, 2000.
2) Nagamine, T.：Serum substance P levels in patients with chronic schizophrenia treated with typical or atypical antipsychotics. Neuropsychiatr Dis Treat, 4(1)：289-294, 2008.
3) 吉尾 隆：抗精神病薬の多剤併用大量処方の実態―精神課臨床薬学研究会（PCP研究会）処方実態調査から―．精神経誌，114(6)：690-695, 2012.

4) 山本敏之・他：摂食・嚥下評価表による統合失調症患者の窒息リスクのスクリーニング．日摂食嚥下リハ会誌，13：207-214, 2009.
5) Ruschena, D., et al.：Choking deaths：the role of antipsychotic medication. Br J Psychiatry, 183：446-450, 2003.
6) Craig, T.J.：Medication use and deaths attributed to asphyxia among psychiatric patients. Am J Psychiatry, 137(11)：1366-1373, 1980.
7) Hsieh, H.H., et al.：Psychotropic medication and nonfatal cafe coronary. J Clin Psychopharmacol, 6(2)：101-102, 1986.
8) Bazemore, P.H., et al.：Dysphagia in psychiatric patients：clinical and videofluoroscopic study. Dysphagia, 6(1)：2-5, 1991.
9) Weiden, P. and M. Harrigan：A clinical guide for diagnosing and managing patients with drug-induced dysphagia. Hosp Community Psychiatry, 37(4)：396-398, 1986.
10) 中村広一：抗精神病薬起因の錐体外路症状に由来する顎口腔領域の臨床症状について．障害者歯，14(1)：1-7, 2005.
11) 重篤副作用疾患別対応マニュアル　薬剤性パーキンソニズム：http://www.info.pmda.go.jp/juutoku/file/jfm0611009.pdf
12) Casey, D.E.：Neuroleptic-induced acute extrapyramidal syndromes and tardive dyskinesia. Psychiatr Clin North Am, 16 (3)：589-610, 1993.
13) 藤島一郎監修：疾患別に診る嚥下障害．pp.269-278，医歯薬出版，2012.

（山本　敏之）

3　抗不安薬(マイナートランキライザー)の有害反応

1) 抗不安薬とは

　抗精神病薬に分類されるメジャートランキライザーに対して，マイナートランキライザーは主に抗不安薬に分類される薬物をさし，ベンゾジアゼピン系薬剤と非ベンゾジアゼピン系薬剤に大別される．現在，最も頻繁に使用されるマイナートランキライザーはベンゾジアゼピン系薬剤であり，これらには抗不安作用，鎮静・催眠作用，筋弛緩作用，抗けいれん作用の主要な4つの作用がある．ベンゾジアゼピン系薬剤のうち，抗不安作用に優れるものが抗不安薬として，鎮静・催眠作用に優れるものが睡眠薬として用いられている．

2) 抗不安薬の有害反応による摂食嚥下と食行動に関する問題

　ベンゾジアゼピン系薬剤の有害反応は，おおむね鎮静・催眠作用と筋弛緩作用に起因し，一般的に最も多くみられるのが眠気である．表3-3-1にはベンゾジアゼピン系薬剤の主要な有害反応を示した．
　一方，非ベンゾジアゼピン系抗不安薬としてはtandospirone（セディール®）が知られており，抑うつと不安に対して適応がある．効果は必ずしも強力ではなく，鎮静・催眠作用や筋弛緩作用も軽度であるため，有害反応は少ないといわれている．
　表3-3-2にベンゾジアゼピン系抗不安薬の有害反応に対する摂食嚥下に関連した主な問題点とリスク，観察のポイントをまとめた．

表 3-3-1　ベンゾジアゼピン系薬剤の主要な有害反応

有害反応	特徴
眠気	過度の鎮静・催眠作用が原因
ふらつき	過度の筋弛緩作用が原因
前向性健忘	内服後の出来事に対する健忘や物忘れ
奇異反応	内服による更なる不安や焦燥の出現
逆説反応	脱抑制による衝動性，攻撃性，易刺激性の出現
反跳現象	長期間服用後の急速な減量や中断による強い不安や不眠の出現
離脱症状	強い不安や不眠に加え，焦燥感，発汗，けいれん，せん妄の出現
依存形成	薬物摂取に対する強い精神的欲求の出現

表 3-3-2　抗不安薬の有害反応に対する摂食・嚥下に関連した問題点・リスク・観察のポイント

抗不安薬の有害反応	問題点	リスク	観察のポイント
鎮静・催眠作用 ・眠気 　（覚醒レベル低下） ・認知・注意障害 ・運動協調障害	摂食機能の低下	誤嚥性肺炎 窒息	・覚醒レベル ・表情・視線・言動 ・むせ
筋弛緩作用 ・筋脱力 　（易疲労性，呼吸抑制）	口腔・咽頭残留 通過時間の延長		・口腔内環境 ・咀嚼・喉頭挙上 ・摂食時間 ・むせ ・湿性嗄声
消化器症状・消化管障害 ・口腔乾燥 ・胸焼け，悪心・嘔吐，下痢，便秘 ・味覚障害	食欲の低下	低栄養	・表情・視線・言動
奇異反応・反跳現象 ・食物・摂食への不安			
逆説反応（脱抑制） ・衝動性	一口量の増加 摂食ペースの上昇	誤嚥性肺炎 窒息	・一口量 ・摂食ペース

　眠気（覚醒レベル低下）と認知・注意障害は，先行期（認知期）における食物の認識や摂食のペースに影響を及ぼすだけではなく，食事に集中できない，咀嚼をしない，飲み込まないなど，口腔準備期や口腔嚥下期，咽頭期にも影響を及ぼす可能性があるため注意が必要である．また，運動協調障害に関しては，咽頭期における咽頭収縮筋の蠕動性収縮と，これに続く輪状咽頭筋（上部食道括約筋）の弛緩，といった一連の運動の協調不全（下咽頭部協調障害，輪状咽頭部協調障害）が嚥下障害を引き起こすと指摘されている．

　口腔から食道にかけて存在する各筋は，口腔準備期における咀嚼，口腔嚥下期・咽頭期・食道期における食塊の送り込みに重要である．筋脱力によってこれら諸筋群の収縮力が低下すると食塊の口腔・咽頭残留や通過時間の延長をきたす．さらに，筋脱力の慢性化による易疲労性の出現は，摂食時間の延長を助長する．

　ベンゾジアゼピン系抗不安薬の一般的な有害反応として認識されることは少ないが，摂食嚥下障害の原因となる有害反応には，口腔乾燥，胸焼け，悪心・嘔吐，下痢，便秘，味覚障害な

どの消化器症状・消化管障害がある．食物や摂食への不安に加えて，これらの消化器症状・消化管障害は主に食欲低下の原因となって，低栄養（栄養障害）のリスクを高める．

その他の重要な有害反応では，唾液分泌低下に伴う口腔乾燥と脱抑制としての衝動的摂食嚥下があげられる．これらは誤嚥性肺炎のリスクであるだけではなく，窒息を引き起こす主要な原因となりうる．仮に誤嚥が生じても，咳反射の結果として異物を気管外に排除できれば誤嚥性肺炎や窒息を回避できる可能性があるが，筋脱力による呼吸抑制を併発している場合には，これら誤嚥性肺炎や窒息の発症リスクがさらに高まると予想される．

3）観察・アセスメント・ケアのポイント

（1）観察のポイント

観察のポイントは，抗不安薬の有害反応と対比して表 3-3-2 に示した．

（2）アセスメントのポイント

a. 摂食前のアセスメント

覚醒レベルは，一般的にジャパン・コーマ・スケール（Japan Coma Scale；JCS）またはグラスゴー・コーマ・スケール（Glasgow Coma Scale；GCS）を用いて評価されるが，JCS 1 桁以下を基準に摂食を開始する．表情・視線・言動に関しては，ボーっとしている，キョロキョロしている，声が弱々しく小さい，悲観的な発言が聞かれるなどの様子から食物への認知，摂食への注意，消化器症状，食欲，不安の有無を判断する．また，口腔内の環境では衛生状態と乾燥の有無を確認しておく．

さらに，患者の年齢や合併症，基礎疾患を事前に把握することも大切である．一般に高齢者では薬物の血中濃度の上昇，体内蓄積の増加，脳内移行の増加が起こりやすく，若年者と比較して有害反応の発現頻度が高い．また，慢性閉塞性肺疾患（Chronic Obstructive Pulmonary Disease；COPD）や睡眠時無呼吸症候群（Sleep Apnea Syndrome；SAS）などの呼吸器疾患を有する患者，あるいは高齢者においては中枢性の呼吸抑制を起こしうるとの指摘もある．

b. 摂食中のアセスメント

抗不安薬の有害反応の中でも鎮静・催眠作用，筋脱力，口腔乾燥，衝動性といった多くの因子が関与し誤嚥を誘発するため，摂食中は誤嚥のモニタリングとアセスメントが中心となる．とくに，むせがある場合には常に誤嚥の可能性を考慮すべきで，食事の前半でむせるのか，後半でむせるのか，どの食物でむせるのかを評価することが，その後のケアにつながる．

咀嚼運動や喉頭挙上の低下は筋脱力の可能性を示唆し，摂食時間の延長は運動協調障害や口腔乾燥による通過障害の可能性を示唆する．湿性嗄声を聴取する場合には咽頭残留が生じている可能性が高い．さらに，衝動性に伴う一口量の増加や摂食ペースの上昇は誤嚥のリスクになるだけではなく，窒息に至る危険性を高めるため注意が必要である．また，摂食前と同様に認知や注意，疲労，食欲，不安などの症状は，継続的にモニタリングすることが重要である．

c. 摂食後のアセスメント

　摂食中に生じた口腔・咽頭残留は，時間をおいて摂食後に誤嚥を引き起こす可能性がある．したがって，摂食後にも口腔内の状態や湿性嗄声の有無を評価し，咳き込みが続く際には誤嚥を疑う．不顕性誤嚥の可能性も念頭に置き，誤嚥のリスクが高い場合は呼吸状態や SpO_2 のモニタリングを実施する．

(3) ケアのポイント

a. 口腔ケア

　口腔ケアは嚥下障害，誤嚥のリスクがあるすべての患者に対して最も重要なケアの一つであるが，抗不安薬の有害反応では眠気や口腔乾燥への対処として有効である．基本的な口腔ケアの方法に準じて行えばよく，口腔清掃や咽喉のアイスマッサージは口腔内に潤いを与え，唾液の分泌を促すと同時に，覚醒レベルを上げるための刺激となる．

　また，口腔ケアに先行して，蒸しタオルを用いた唾液腺のマッサージあるいは咬筋や舌骨上筋群のマッサージを行えば，覚醒や唾液分泌をより促進し，間接訓練の一環としても有用である．

b. 食事環境の調整

　認知・注意障害の存在が明らかな患者では，食事の環境を整えることがポイントとなる．人の出入りが多い場所やにぎやかな場所を避け，テレビやラジオを消し，カーテンを利用して患者を隔離する．そして座位やリクライニング位を正しく調整することで，摂食行為への集中力を高めることができる．また，覚醒レベルの低下がある患者では，覚醒度が良好な時間帯に食事を開始できるよう対応する．

　あらかじめ誤嚥や窒息のリスクが高いと判断される患者に対しては，介助者の手の届く範囲に吸引器を準備し，事前に吸引圧を確認しておく．さらに，呼吸抑制や呼吸器疾患を有する患者に対しては，パルスオキシメータの装着も考慮すべきである．

c. 食品と食具の調整

　咽頭残留が示唆される場合，または一口量の増加が予想される患者では，食品の種類や性状，大きさなどを適宜検討し，必要に応じて食形態を変更する．とくに，一口量を制限するためには，小さく平らなスプーンを使用する，食品を平皿に少量ずつ取り分けておくなど，食具や盛り付けの工夫も大切である．

d. 誤嚥への対応と食事の中断・中止

　食事中にむせが出現した場合の対応に関しては，一般的な摂食嚥下障害のある患者への対応に従ってケアを実施する．

　食事の中断・中止にかかわる基準についても同様であるが，とくに抗不安薬の有害反応に関連して，覚醒レベルの低下，呼吸状態の悪化，摂食拒否，誤嚥を認めた場合は食事を中断し，これらの症状が継続する場合は食事の中止を判断する．

e. 薬物の調整

　抗不安薬の有害反応が原因で摂食嚥下障害の改善がみられない場合，あるいは増悪するような状況では，使用している抗不安薬の種類や投与量，服用する時間帯などが適切であるかを担

当医とともに検討し，薬物の調整を行う．一般に，薬物の有害反応が原因の摂食嚥下障害は，薬物を中止することによって改善する．

4）評価のポイント

　患者背景（年齢，合併症，既往歴など）を踏まえたうえで，抗不安薬の有害反応の有無を観察する．抗不安薬の種類と投与量，服用する時間帯が，摂食嚥下機能にどのような影響を与えているのかを評価する．摂食時の観察では，摂食前，摂食中，摂食後の時間経過で誤嚥の有無を評価し，時によっては食事を中止すべき状況を判断することが重要である．

文献
1) 上島国利編著：精神科治療薬ハンドブック．改訂6版，中外医学社，2010．
2) 大森哲郎著：よくわかる精神科治療薬の考え方，使い方．第2版，中外医学社，2011．
3) L. L. Carl, P. R. Johnson 著，金子芳洋，土肥敏博訳：薬と摂食・嚥下障害―作用機序と臨床応用ガイド．医歯薬出版，2007．
4) 才藤栄一，向井美惠監修：摂食・嚥下リハビリテーション．第2版．医歯薬出版，2007．
5) 聖隷三方原病院嚥下チーム：嚥下障害ポケットマニュアル．第3版．医歯薬出版，2011．
6) 藤島一郎監修：疾患別に診る嚥下障害．医歯薬出版，2012．

（木村　郁夫，小林　健太郎）

4　抗うつ薬の有害反応

1）抗うつ薬とは

　1950年代以降長年使用されてきた三環系あるいは四環系抗うつ薬は，自律神経障害や鎮静作用などの有害反応を持ち，臨床上使いにくい側面があった．近年，有害反応の少ない新規抗うつ薬が次々と開発され，わが国では1999年以降，選択的セロトニン再取り込み阻害薬（SSRI），セロトニン・ノルアドレナリン再取り込み阻害薬（SNRI），ノルアドレナリン作動性・特異的セロトニン作動性抗うつ薬（Noradrenergic and Specific Serotonergic Antidepressant；NaSSA）といった薬剤が発売されている．

　現在では新規抗うつ薬が大きな役割を担うようになり，従来の抗うつ薬は相対的に処方が減っている．しかし，新規抗うつ薬にも有害反応の面での課題はあり，一方で従来の抗うつ薬も新規抗うつ薬より有効な病態も存在するため，決して役割を終えたわけではない．

　うつ病の発症に関する生理学的メカニズムの詳細は未だ解明に至っていないが，脳内の神経伝達物質の働きが注目され，抗うつ薬開発のターゲットとなってきた．

　抗うつ薬は，神経伝達物質のうちモノアミン（ノルアドレナリン，セロトニン，ドパミン，ヒスタミン）の濃度を上げることを薬理作用とするものが多く，表3-4-1に示した通り類似した作用機序を持つ．

2）抗うつ薬の有害反応による摂食嚥下と食行動に関する問題

　抗うつ薬の有害反応は，モノアミン神経伝達の活性化によるものと，それ以外の薬理学的特性に基づくものに分けられる．モノアミンの働きに選択的に作用するように開発されたSSRI/SNRIは，主に前者の有害反応が問題であり，一方で三環系あるいは四環系抗うつ薬は後者の問題である．各伝達物質の作用を押さえたうえで，抗うつ薬の多彩な有害反応を理解することが望まれる（表3-4-2）．

　これらの有害反応は，摂食嚥下機能にもいつくかの機序で影響を及ぼすが，とくに他剤との併用で生じやすく高齢者で起こりやすい．また，脳血管障害患者など摂食嚥下機能がすでに低下している症例で用いる場合は，より注意して観察する必要がある．

（1）モノアミン神経伝達の活性化による有害反応

a. 消化器症状

　セロトニン受容体刺激による消化器症状は，摂食能力や意欲を低下させうる．消化管や脳幹部の嘔吐中枢にあるセロトニン受容体が過剰に刺激を受けると，悪心・嘔吐，下痢，食欲不振，腹部膨満感などを生じる．SSRI/SNRIの投与初期に一時的に出現し数週間以内に消失することが多い．抗うつ薬の少量からの導入や制吐薬の処方により，ある程度有害反応を軽減することができる．

b. 賦活症候群

　SSRIの投与初期に，焦燥感やいらいら，時に攻撃性や自殺関連行動が認められることがあり，

表3-4-1　抗うつ薬の分類と薬理作用

分類	モノアミンに対する薬理作用
三環系抗うつ薬	神経終末でのノルアドレナリン，セロトニンの再取り込みを阻害
四環系抗うつ薬	神経終末でのノルアドレナリンの再取り込みを阻害
SSRI	神経終末でのセロトニンの再取り込みを選択的に阻害
SNRI	神経終末でのノルアドレナリン，セロトニンの再取り込みを選択的に阻害
トリアゾロピリジン系抗うつ薬	セロトニンの再取り込み阻害，セロトニン受容体遮断など
NaSSA	セロトニンの放出促進，受容体の賦活など

表3-4-2　薬理作用別にみた抗うつ薬の主な有害反応

薬理作用	主な有害反応
セロトニン再取り込み阻害	消化器症状，不眠，不安，興奮
ノルアドレナリン再取り込み阻害	血圧変動，頻脈，振戦
アセチルコリン再取り込み阻害	口渇，便秘，眼圧の上昇，霧視，認知機能低下，尿閉
ヒスタミン受容体遮断	眠気，鎮静，ふらつき
アドレナリンα_1受容体遮断	起立性低血圧，めまい

賦活症候群とも呼ばれている．セロトニン受容体の刺激により，神経伝達が活性化され抑制機構が働きにくくなるためではないかと考えられている．投与初期の一過性の症状と，長期投与中に遅発性に現れる症状とがある．初期の症状としては不安や焦燥が多く，きめ細かい観察や対応が必要である．遅発性の症状としては，他者への攻撃性や敵意を認めることがあり，患者の言動を長期的に観察していくことも重要である．

c. セロトニン症候群

まれな病態ではあるが，不安や焦燥に加え，発熱・発汗，手指振戦やミオクローヌスが出現し，意識障害や播種性血管内凝固症候群（Disseminated Intravascular Coagulation；DIC）など，悪性症候群に類似した症状をきたし重篤化することがある．速やかなSSRIの中止や補液などが必要な救急疾患であり，このような病態が起こりうることを知っておく必要がある．

（2）その他の薬理学的特性によるもの

a. アセチルコリン受容体遮断作用（抗コリン作用）

抗コリン作用による症状として，口腔乾燥，便秘，尿閉，認知機能低下，眼圧の上昇があげられる．緑内障患者には禁忌であり，前立腺疾患による排尿障害のある患者では，症状増悪の恐れがある．抗コリン作用による口腔乾燥は，味覚や咀嚼機能を低下させ，口腔衛生状態の悪化や咀嚼時間の延長などの問題を起こしうる．

中枢性の抗コリン作用により，せん妄や記銘力障害が生じうるため，高齢者や中枢神経疾患の患者では注意が必要である．抗コリン作用は三環系抗うつ薬のアミトリプチンで最も強力であり，四環系抗うつ薬では比較的軽度とされる．

b. アドレナリン α_1 受容体遮断作用

α_1 受容体の遮断は起立性低血圧を生じる．三環系抗うつ薬，トリアゾロン系で多く，四環系やSSRIでは比較的少ない．抗うつ薬服用者の約20％の患者にめまいやふらつき，立ちくらみが生じるとの報告もあり，高齢者の使用においてとくに注意が必要である．

c. ヒスタミン受容体遮断作用

抗アレルギー薬を内服した際と同様に，抗ヒスタミン作用による眠気や鎮静が起こりうるため，結果として摂食嚥下機能の低下をもたらすことがある．四環系，トリアゾロン系抗うつ薬，NaSSAで認めることが多い．中枢神経疾患の患者では，認知機能低下や歩行の不安定性など，すでにある神経症状を増悪させる可能性もあり注意を要する．一方で，不安症状や睡眠障害を合併した患者に対し副作用を利用して治療するという考え方もある．

d. 心筋伝導障害

三環系あるいは四環系抗うつ薬では，心筋伝導障害が生じることがあり，抗キニジン様作用によるといわれている．とくにQT間隔の延長，心室性不整脈に注意が必要である．新規抗うつ薬では一般に循環器系への影響は生じにくい．

e. 神経症状

けいれんや錐体外路系症状などが報告されている．錐体外路症状（EPS）は，セロトニン系，ドパミン系の相互作用を生じる三環系抗うつ薬やSSRIで認めることがある．また神経症状と

して，嚥下の協調性低下や咽頭収縮力低下の報告がある．また，脳血管障害などにより神経症状をもつ患者では，抗うつ薬の作用が症状を修飾する可能性があり注意が必要である．

f. 性機能障害

SSRI による性機能障害の報告がある．うつ病患者では症状として性欲低下などが起こりやすく，また患者自身が訴えないことが多い側面もあり，見逃されがちであるが，QOL を著しく妨げる可能性があるため適切に対応する必要がある．

g. 他剤との併用により生じる問題

抗うつ薬は薬物代謝酵素であるシトクロム P450 に対して阻害作用を持つものが多く，他剤との併用による血中濃度上昇に注意を要する．モノアミン酸化酵素阻害薬と三環系・四環系抗うつ薬の併用は，モノアミン濃度の上昇をきたし，発汗や不穏，嚥下障害，全身痙攣，異常高熱などの症状を認めることがある．その他，ベンゾジアゼピン系抗不安薬や睡眠導入剤，抗てんかん薬，テオフィリン，ワルファリンで，抗うつ薬と併用による血中濃度上昇が報告されている．

3）観察・アセスメント・ケアのポイント

（1）観察のポイント

抗うつ薬導入後の患者に対しては，第一に目的とする抗うつ作用（うつ症状や不安症状の軽減）が得られているかどうかの観察・評価が重要である．食思の低下や摂食機能の低下を認める場合は，治療により食行動が変化するかどうかを観察する．

抗うつ薬の多彩な有害反応のうち，摂食嚥下機能に関する項目として，①消化器症状の有無，②過鎮静や覚醒度の低下を認めていないか，③急性あるいは進行性の精神・神経症状が生じていないか，の 3 点を主体に観察する．これらの問題が生じている場合は原因のいかんによらず，食事が安全に摂取できているかどうか，しっかりと観察する必要がある．

（2）アセスメントのポイント

摂食嚥下障害を認めた場合，抗うつ薬の有害反応による症状かどうかを，症状の出現時期や投薬の経過に照らし合わせて検討する．上に述べたように，抗うつ薬にはさまざまな薬理学的特性があり，どのタイプに分類される薬剤か押さえておくことが，薬剤の効果や有害反応に関するアセスメントを行ううえで役に立つ．また，有害反応は，モノアミンに対する作用なのか，それ以外の薬理学的特性によるものなのかを区別して考えると理解しやすい．

実際の臨床場面では，抗うつ薬導入と前後して抗不安薬や抗精神病薬，睡眠導入剤などが導入されることが多い．薬剤の有害反応が疑われる際にはできる限りシンプルに調整することが適切なアセスメントを行ううえで重要である．

（3）ケアのポイント

抗うつ薬内服中に摂食嚥下機能の低下が疑われた場合，安全を第一に考え食形態の変更や食

事の中止を行う．もともとうつ症状がある患者のため，症状の変動や薬剤の調整に強い不安を抱く可能性もあり，治療経過についての十分な説明や心理的な支援が必要である．原因となる薬剤の中止や変更があった場合は，それにより症状が改善するか否かを観察し，症状の変化に合わせて適切な形態の食事を提供し，必要に応じて食事介助を行う．

4）評価のポイント

　抗うつ薬の有害反応について，薬剤の分類や作用機序を含めて総論的内容を中心にまとめた．摂食嚥下障害を有する患者で抗うつ薬の処方を必要とする代表的な病態として，例えば脳卒中後うつ状態（Post Stroke Depression；PSD）があげられる．PSDのような神経症状を有する患者に対して投与する場合，摂食嚥下機能も含め全身的な影響も考慮した対応が必要である．期待される効果と有害反応とを天秤にかけ，包括的な評価のもとで使用することが重要であり，その点で抗うつ薬の有害反応についての知識を整理しておくことが有用と考えられる．

文献
1) Nestler EJ, et al：Neurobiology of depression. Neuron, 34：13-25, 2002
2) Slattery DA, et al：Invited review：the evolution of antidepressant mechanisms. Fundam Clin Pharmacol, 18：1-21, 2004.
3) 江戸清人，秦 圭資：うつ病治療薬と患者への説明．病気と薬の説明ガイド 2003．薬局，54（増刊）：314-327, 2003.
4) 北村佳久・他：SSRI・SNRI とほかの各種抗うつ薬の副作用およびその発現頻度の比較．薬局，58：379-390, 2007.
5) Anderson IM：Selective serotonin reuptake inhibitors versus tricyclic antidepressants：a meta-analysis of efficacy and tolerability. J Affect Disord, 58：19-36, 2000.
6) 辻 敬一郎，田島 治：抗うつ薬による activation syndrome．臨精薬理，8：1697-1704, 2005.

（松浦　大輔）

5 抗てんかん薬の有害反応

1）抗てんかん薬とは

　てんかんは，脳内における，発作的で異常な過放電によって起こる痙攣と定義される．そのため，抗てんかん薬や抗痙攣薬は，神経細胞の過剰興奮性を抑制することによって発作を抑制する．

　過剰興奮性を抑制する作用としては，グルタミン酸受容体の興奮性 Na^+ チャネルを阻害するもの，興奮性 Ca^{++} チャネルを阻害するもの，GABA系を賦活するもの，グルタミン酸の遊離を抑制するもの，炭酸脱水素酵素を阻害するものなどがある．2010年に発売されたレベチラセタムは従来の抗てんかん薬とは異なった薬理作用をもち，神経伝達物質を包み込んでいるシナプス小胞上の蛋白結合部位に作用して発作を抑制する．

2）抗てんかん薬の有害反応による問題と摂食嚥下と食行動に関する問題

　抗てんかん薬の有害反応（副作用）は，アレルギー機序が関与する薬剤に対する特異体質による急性初期反応，用量依存性の神経系への抑制作用，長期服用時にみられる慢性期副作用に大別される．各薬剤におけるそれぞれの有害反応（副作用）について表3-5-1に示す．
　この中で，嚥下に影響を及ぼすものとしては，以下のようなものがあげられる．

a. 鎮静作用
　上記のように，抗てんかん薬による用量依存性の神経系への抑制作用として鎮静を生じる．そのため，食べる行為への不注意，摂食に必要な協調運動の不足・欠如，食欲の減退を引き起こす．
　鎮静作用に対する耐性は，通常投薬を開始してから7～10日で発現してくるが，投与量が変わると再び鎮静作用が現れるので注意が必要である．また，他の薬剤との相乗効果によっても悪化する可能性があることに留意する．

b. 筋弛緩作用
　ジアゼパム，クロナゼパム，クロバザムなどのベンゾジアゼピン系薬剤は，筋弛緩作用をもつ．そのため，咽頭収縮筋への影響による咽頭期の障害を生じることがある．また，眠気によって，先行期や口腔期の障害を起こすこともある．

c. 小脳症状，失調
　フェニトインとカルバマゼピンは，治療用量でも小脳に毒性をもたらす．そのため，失調症状や筋緊張異常による嚥下障害を生じることがある．フェニトインの長期使用によって小脳の萎縮を生じ，結果として骨格筋の機能不全，運動失調，著明な口腔咽頭領域の摂食嚥下障害につながることが知られている．また，フェノバルビタールも用量が増加するにしたがって小脳失調が出現するが，フェニトインやカルバマゼピンのように急激に出現しないため，他の疾患と誤診されたり放置されたりする危険がある．その他の薬剤として，プリミドンによっても小脳症状が出現することがある．

d. その他
　過敏性反応によって，口腔や咽頭，消化管の粘膜の炎症や潰瘍形成を生じることもある．これらの症状から，嚥下困難や嚥下痛，食思不振などの摂食嚥下障害がもたらされる．また，フェニトインによる歯肉増殖も知られた症状であるが，摂食嚥下障害の一因となるものである．

3）観察・アセスメント・ケアのポイント

（1）観察のポイント
　①抗てんかん薬の開始直後から数日後については，アレルギー機序による急性初期反応の出現に注意する．口腔や咽頭などの粘膜炎がないかどうかを確認する．
　②投薬開始後7～10日目以降，あるいは投薬量を変更したり，他剤を追加したりした場合は，用量依存性の神経系への抑制作用に注意する．表3-5-1に示した用量依存性副作用（とくに，

表 3-5-1　主な抗てんかん薬の代表的な副作用

一般名（商品名）	特異体質による副作用	用量依存性副作用	長期服用に伴う副作用
カルバマゼピン（テグレトール®）	皮疹，肝障害，汎血球減少，血小板減少，Stevens-Johnson 症候群，薬剤性過敏性症候群，中毒性表皮融解壊死症	複視，眼振，めまい，運動失調，眠気，嘔気，低 Na 血症，心伝導系障害・心不全，認知機能低下	骨粗鬆症
クロナゼパム（リボトリール®，ランドセン®）	まれ	眠気，失調，行動異常，流涎	
ガバペンチン（ガバペン®）	まれ	めまい，運動失調，眠気，ミオクローヌス	体重増加
ラモトリギン（ラミクタール®）	皮疹，肝障害，汎血球減少，血小板減少，Stevens-Johnson 症候群，薬剤性過敏性症候群，中毒性表皮融解壊死症	眠気，めまい，複視	
レベチラセタム（イーケプラ®）	まれ	眠気，行動異常	
フェノバルビタール（フエノバール®）	皮疹，肝障害，汎血球減少，血小板減少，Stevens-Johnson 症候群，薬剤性過敏性症候群，中毒性表皮融解壊死症	めまい，運動失調，眠気，認知機能低下	骨粗鬆症
フェニトイン（アレビアチン®，ヒダントール®）	疹，肝障害，汎血球減少，血小板減少，Stevens-Johnson 症候群，薬剤性過敏性症候群，中毒性表皮融解壊死症	姿勢保持困難（asterixis）	脳萎縮，多毛，歯肉増殖，骨粗鬆症
プリミドン（プリミドン®）	皮疹，肝障害，汎血球減少，血小板減少，Stevens-Johnson 症候群，薬剤性過敏性症候群，中毒性表皮融解壊死症	めまい，運動失調，眠気	骨粗鬆症
バルプロ酸ナトリウム（デパケン®，バレリン®，ハイセレニン®，デパケンR®，セレニカR®）	膵炎，肝障害	血小板減少，振戦，低 Na 血症，アンモニアの増加，パーキンソン症候群	体重増加，脱毛，骨粗鬆症
トピラマート（トピナ®）	まれ	食欲不振，精神症状，眠気，言語症状，代謝性アシドーシス	尿路結石，体重減少
ゾニサミド（エクセグラン®）	まれ	欲不振，精神症状，眠気，言語症状，代謝性アシドーシス，発汗減少，認知機能低下	尿路結石

（「てんかん治療ガイドライン」作成委員会編，日本神経学会監修：てんかん治療ガイドライン 2010, p.71, 医学書院, 2010 より改変）

嚥下に関連する鎮静作用，筋弛緩作用，小脳症状，失調）について観察する．

③ベンゾジアゼピン系の薬物による筋弛緩作用や小脳毒性をもつ薬物による失調や筋緊張異常から，嚥下困難や誤嚥を生じる可能性がある．飲み込みにくさ，のどに残る感じの自覚や食事中のむせ，湿性嗄声，痰がらみなどがないかどうかを確認する．

(2) アセスメントのポイント

①急性期初期反応として，皮膚症状や発熱などの症状を認めたときには，投薬の中止を検討する．もし粘膜に炎症を認め，摂食嚥下に影響があるようであれば，無理に経口摂取を行わないようにする．投薬の中止や治療による改善の様子をみながら食形態や量を検討し，経口摂取を再開する．

②用量依存性の抑制作用による眠気や不注意を生じた場合には，先行期や口腔期の障害，嚥下反射惹起の抑制などを生じる可能性があり，高齢者や併存疾患のある患者では誤嚥のリスクとなる．

③失調や筋緊張異常から，嚥下困難や誤嚥が疑われた場合には，先行期，準備期，口腔期，咽頭期のいずれにおいても障害を生じる可能性があるため，どの期の障害が問題となるのか詳細な評価を行う．

(3) ケアのポイント

①急性期初期反応として，粘膜炎がみられた場合には，無理に経口摂取は行わないようにし，粘膜炎の状況に応じた口腔ケアを行う．

②用量依存性の抑制作用を生じた場合には，覚醒の状況をみながら，意識レベルのよい時間に無理のない摂食を行う．長時間集中が続かない場合には，回数を分けて，一回あたりの食事時間を短くする方法もある．

③失調や筋緊張異常から摂食嚥下障害を生じる場合には，評価の結果に応じて，食形態や一口量，食事姿勢の調整を行う．

4) 評価のポイント

上述のように，抗てんかん薬によって生じる摂食嚥下障害は，発症時期や症状がさまざまである．用量や他薬剤との相互作用，投薬期間を把握し，何によって摂食嚥下障害を生じているかを考える必要がある．そして状況に応じて，主治医と薬剤の減量や変更について相談することが望ましい．

文献

1) 「てんかん治療ガイドライン」作成委員会編，日本神経学会監修：てんかん治療ガイドライン 2010. pp.70-71, 医学書院，2010.
2) 兼本浩祐：抗てんかん薬．てんかん学ハンドブック．第3版，医学書院，2012.
3) Lynette L. Carl, Peter R. Johnson 原著，金子芳洋，土肥敏博訳：痙攣の治療に用いられる薬剤．薬と摂食・嚥下障害 作用機序と臨床応用ガイド，医歯薬出版，2007.
4) 栗原まな：抗てんかん薬．臨床リハ，21(10)：977-982, 2012.

〈大森　まいこ（松本　真以子）〉

6 向精神薬に特徴的な有害反応

1）錐体外路症状（EPS）

　精神科薬物治療において有害反応として広く知られている錐体外路症状（EPS）は，摂食，嚥下に少なからぬ悪影響を及ぼし食生活の質を低下させ，しばしば誤嚥性肺炎や窒息という生命予後に重大な影響を与える問題を引き起こす．本節ではEPSとして現れるおのおのの症状が摂食嚥下に及ぼす影響とその特徴および治療と対策を概観する．

（1）錐体路と錐体外路
　EPSの症候を理解するために，まずは錐体外路と呼ばれる神経回路の成り立ちと役割を俯瞰したい．錐体外路とは運動を起こす指令を脳から末梢の筋肉（随意筋）に伝える神経回路網のうち，錐体路を除いた回路の総称である．錐体路は延髄の錐体を経由して，大脳の一次運動野から末梢に至る回路で，意思による運動（随意運動）の発現を末梢に伝えている．この回路が損傷されると意思によって筋肉を動かすことができなくなる麻痺を引き起こす．それに対して複雑な回路網で構成される錐体外路は，この随意運動が正確に目的を達成できるように各筋肉の動きを微調整する指令を伝えている．この指令は通常われわれには意識されない随意運動の中の不随意な要素である．われわれが手足を動かして歩いたり，物をつかんだり，顔の表情を作ったりする運動を円滑に行うには，錐体路と錐体外路の両方が正常に機能している必要がある．錐体外路が障害されると，意思による運動の発現は可能でも，過剰で不随意な運動が混入したり，運動が円滑さを失ってぎこちなくなるなどして運動の目的達成が困難となる．

　では，どうやって向精神薬によって錐体外路の機能障害が起こるのだろうか．向精神薬の多くは治療効果の発現のために脳の中でドパミン，ノルアドレナリン，セロトニンのアミン類と呼ばれる物質の動きに変化を与える．治療効果に重要なのは大脳皮質や辺縁系と呼ばれる部位でのアミンの活動であるが，これらのアミン類，とくにドパミンは錐体外路の黒質線条体路と呼ばれる場所において極めて重要な役割をもつ物質でもある．投与された薬剤は脳内において場所を選ばず作用してしまうため，図らずも薬剤が錐体外路の機能を阻害してしまった場合に様々な形のEPSを生じさせるのである．また，この3種類のアミンは相互にその機能を調整し合っているため，ドパミンに直接作用をもたない薬が他のアミンの活動を変化させ，結果的にドパミンの機能に異常を生じさせ，EPSを引き起こすこともある．

（2）錐体外路症状（EPS）の特徴と対策
　薬剤惹起性EPSには特定の発現形態があり，またそれらは投与開始からEPS発現時期までの期間の違いから急性と遅発性のものとに分かれる．発現形態が同様なものであっても急性と遅発性ではその治療や対処が異なっており留意すべきである．以下，これらが摂食嚥下にどのような影響を及ぼすのか，おのおのの症状の特徴と対策について述べる．

a. ジストニア（dystonia）

　Dysとは「異常な」を意味し，toniaは「筋緊張」を意味する．抗精神病薬の投与により部分的な異常な筋緊張の亢進が生じ，運動機能を強く障害する病態である．

　〈発現時期〉投与開始して数時間から数日の間に起こる急性ジストニアが一般的だが，長期投与下にも遅発性ジストニアがみられることがある[1]．

　〈年齢・性別〉若年，男性で多い．

　〈頻度〉約10～20％前後

　〈薬物〉高力価薬物で出現しやすい．

　〈特徴〉日常臨床では眼球上転や眼瞼痙攣などの眼症状が多くみられる．舌・頸部などにみられる突発な筋肉の捻転やつっぱり，痙縮あるいは持続的な異常ポジション（筋緊張の異常な亢進）がみられる．ヒステリーや詐病と見誤られることがある．

　〈摂食嚥下への影響〉舌運動制限による送り込みの障害，食塊形成不全，舌口蓋閉鎖不全がみられる．頸部の姿勢異常（とくに頸部後屈位）により誤嚥のリスク増大や嚥下関連筋の可動制限による広範囲な障害がみられる．口腔内不衛生は誤嚥性肺炎を招く．

　〈病態生理〉ドパミンの放出低下や受容体が過剰に遮断されること，アセチルコリンの合成と放出増加などによる．また，オピオイド受容体の一つであるσ受容体の関与も推定されている[2]．

　〈治療〉抗コリン薬の投与が有効で，ジアゼパムやジフェンヒドラミンの静脈注射も有効とされている．しばしば出現する場合は，抗精神病薬を減量するかもしくは低力価薬に変更する．

　非定型抗精神病薬でもリスペリドン，オランザピン，アリピプラゾールなどの高力価薬で出現の可能性は高まる．低力価薬であるクエチアピン，クロザピンは安全性が高い．クロザピンが発症を抑えるのに最も有効とされているが，別の有害反応（無顆粒球症）の観点から，適応と投与可能な施設[※]には制限がある．遅発性のものには理学療法が一定の有効性を示す場合もある．

b. パーキンソニズム（parkinsonism）

　パーキンソン病に代表される神経変性疾患に認められる一連の協調運動障害である．抗精神病薬によるEPSの中ではアカシジアに次いで一般的である．

　〈発現時期〉投与開始後約4～10週がピーク

　〈年齢・性別〉高齢者，女性で多い．

　〈頻度〉約20～30％程度

　〈薬物〉高力価薬物で出現しやすい．

　〈特徴〉パーキンソニズムは振戦（tremor），筋強剛（muscle rigidity），アキネジア（akinesia）を主要3徴候とした運動減退症状の総称だが，これらがすべてそろって出現することは少ない．振戦は口・指・四肢に認められる反復的・規則的なリズミカルな運動であり，筋強剛およびアキネジアは無動，寡動の状態をいう．

　〈摂食嚥下への影響〉摂食嚥下に影響をもたらす薬剤惹起性EPSとしては最も一般的である．

[※]適応基準と使用可能な施設については，製剤情報のホームページ：http://www.clozaril.jp/index.html を参照のこと．

アキネジアでは動作の開始が遅延し開口不能となり，開口に時間がかかるため口腔内に食物を入れることができない．また，食物を入れても咀嚼がなかなか起こらず，早期咽頭流入を起こすため誤嚥につながる恐れがある．また，振戦により顔面や手指による捕食動作が障害され，自らの手で誤嚥を招く可能性がある．

〈病態生理〉ドパミン受容体遮断作用により生じ，いわゆる高力価の抗精神病薬でとくに生じやすい．ドパミン-アセチルコリン不均衡やドパミン-セロトニン不均衡が推定されている．

〈治療〉原因薬物の減量や低力価薬への変更を図る．それでも困難な場合は，抗コリン薬が有効であるといわれている．ただし，抗コリン薬の長期服用は，自律神経障害や記憶障害，遅発性ジスキネジアを引き起こす[3]ことがあり，抗コリン薬の漫然とした併用投与は避けるのが一般的である．

c．アカシジア（akathisia）

Aは「無くなる」ことをkathisiaは「静穏に座っている」ことを指す．「鎮座不能症」と呼ばれる，片時もじっとしていることが困難となる病態である．EPSの中では最も一般的である．

〈発現時期〉投与開始後あるいは増量後速やかに起こる急性アカシジアが一般的だが，投与開始から数カ月後にみられる遅発性アカシジアもある．

〈年齢・性別〉中年，女性で多い．

〈頻度〉EPSの中で最も高頻度．約30～40%程度

〈薬物〉高力価薬物で出現しやすいが，パーキンソニズムをきたしにくいとされる非定型抗精神病薬においても発生頻度は高い[4]．

〈特徴〉むずむず感などの異常感覚を伴い，落ち着きなく立ったり座ったり歩き回ったりする運動過多の状態となる．焦燥感，易刺激性，不安などの不快な感情も伴うため，苦痛のあまり自殺企図に及ぶ例もある．精神症状が増悪したようにみえることもあるため，診断・鑑別に注意が必要である．

〈摂食嚥下への影響〉摂食嚥下動作そのものへの影響よりも，むしろ摂食時の落ち着きのなさから誤嚥や摂取不良を起こすことが考えられる．

〈病態生理〉パーキンソニズムの出現が少ないといわれる非定型抗精神病薬でもしばしばみられることから他のEPSとはやや性質を異にしていると考えられている．セロトニンの前駆物質であるt-tryptophanがアカシジアに有効であるが，選択的セロトニン再取り込み阻害薬（SSRI）でアカシジアが起こるなど矛盾する点が多い．抗コリン薬の効果はジストニアやパーキンソニズムに比べるとあいまいで，抗ヒスタミン薬やベンゾジアゼピン系薬剤の有効性のほうがより確かだとする見方もある．

〈治療〉抗精神病薬の減量や低力価薬への変更が定石とされるが，それが困難な場合には上述した薬剤の投与を試みる．

d．ジスキネジア（dyskinesia）

Kinesiaは「運動」をさす．異常な持続的な過剰運動が生じるEPSである．パーキンソニズ

ムで認められる振戦も持続的な過剰運動であるが，ジスキネジアはより周期が遅く，また好発部位も異なっている．急性のジスキネジアはほとんど認められず，通常は時間を経て出現する遅発性ジスキネジア（tardive dyskinesia）が主である．

〈発現時期〉多くは6カ月以上の投与期間を経て出現する．

〈年齢・性別〉高齢者でやや女性に多い．糖尿病合併例に多いといわれている．

〈頻度〉約15～20％と頻度は高い．

〈特徴〉顔面・口・上肢・体幹にみられる常同的で無目的な持続性の不随意運動の総称である．主に口周囲にみられ，不規則でゆっくりとした口をモグモグさせる動き，舌舐めずりや舌を突出させたり鳴らしたりする動きもみられる．口部周辺の異常運動はもっとも出現頻度が高くジスキネジア全体の96.7％にも及ぶという報告もある[5]．口部周辺のみの軽度のジスキネジアは患者自身が意識しないことも少なくないが，上肢，体幹のジスキネジアは患者の苦痛が大きい．

〈摂食嚥下への影響〉閉口，咀嚼，食塊形成が困難となり窒息が起こりやすい．時間帯や姿勢でジスキネジアの症状が変動することも特徴である．体幹に生じたジスキネジアは呼吸運動を阻害し，呼吸性ジスキネジアとして激しい咳嗽を生じさせることがある．誤嚥による咳嗽との鑑別が必要となることもある．

〈病態生理〉ドパミン系の過感受性，ノルアドレナリン系の異常，アセチルコリン系，GABA系などの関与が指摘されている．

〈治療〉遅発性ジスキネジアは難治性で，予防が最大の治療であるといわれている．抗精神病薬を減量・中止すると，遅発性ジスキネジアの出現悪化だけでなく精神症状の悪化も招く．抗精神病薬を増量すると一時的に改善がみられるが再び悪化し，さらなる抗精神病薬の増量を余儀なくされる．ここ数年，第一世代抗精神病薬で生じた遅発性ジスキネジアの治療薬として，第二世代抗精神病薬が注目されている．Emsleyら[6]はクエチアピンにより遅発性ジスキネジアが減少したことを報告した．またKinonら[7]はオランザピンを継続的に投与するほど，ジスキネジアが軽減するとしている．しかし，第二世代抗精神病薬そのものが遅発性ジスキネジアを発生させることもまれではない．その場合，重症であればクロザピンが適応となる．遅発性ジスキネジアの予測，モニタリング，対策は，投与前に危険因子有無を評価し，抗コリン薬の投与は必要最小限とすること，遅発性ジスキネジアの症状は変動することを考慮し，診断・評価に時間をかけること，抗精神病薬の適切な切り替えを考慮することである．

（3）抗精神病薬以外の向精神薬と錐体外路症状（EPS）

抗うつ薬や気分安定薬でもEPSが出現することはよく知られている．くわしくは他項（p.68）に譲るが，とくに炭酸リチウムによって引き起こされるEPSは重要である．リチウムは単独で高頻度に振戦を生じさせるほか，他の向精神薬と併用された場合にその向精神薬の効果のみならず時に有害反応を増強してしまいEPSを悪化させる．また，日常的によく処方される降圧剤や利尿剤，非ステロイド系抗炎症剤がリチウムの血中濃度を変化させるため，発生したEPSへのリチウムの関与が見逃されやすいという問題もある．炭酸リチウム投与にあたっては併用薬の

内容に留意し，定期的な血中濃度モニタリングが不可欠だということを強調しておきたい．

（4）錐体外路症状（EPS）の評価方法

　EPSの経過を追うために日常では評価スコアを用いることが多い．これまで異常不随意運動評価尺度（AIMS）や薬原性錐体外路症状評価尺度（DIEPSS）などが開発されている（p.20）．
　DIEPSSは抗精神病薬を服用中の精神科患者にみられるEPSを評価する目的で1994年に開発された．歩行（gait），動作緩慢（bradykinesia），流涎（sialorrhea），筋強剛（muscle rigidity），振戦（tremor），アカシジア，ジストニア，ジスキネジアの個別症状8項目と概括重症度1項目の9項目で構成されており，各評価項目の重症度は0（なし）から4（重症）までの5段階となっている．この評価尺度は「ある点数以上をEPSとする」というような診断ツールではなく，重症度の推移を縦断的に評価するためのものである．多くの臨床現場で使用されているが，包括的な評価スケールであるため，身体の局所における単独のEPSが強い生活障害を引き起こしているようなケースでは有用性が低下する場合がある．

　抗精神病薬とEPSの関係については，抗精神病薬の性能の優劣だけに責任を求められず，従来の精神科医療が抗精神病薬の特性を理解しきれないまま症状を抑え込むために高力価に頼り，推奨容量を高め，多剤併用に陥ってしまったという要素も重要な問題であろう．確かにEPSは抗精神病薬の発展や病態の理解が進んだことにより早期対応，重症化予防が可能となってきたが，いまだEPSの完全な克服からはほど遠い現状がある．現在日常臨床で活用されている抗精神病薬の一部は，その薬理学的特性からうつ病や双極性障害など統合失調症以外の精神疾患へと適応が広がり，また救急医療や高齢者医療といった分野での活用も増えてきている．治療チームおのおのの目でのきめ細かい観察や今後も発展していく薬物療法へのさらなる理解がEPSの臨床マネジメントに不可欠である．

文献

1) Kiriakakis V, et al：The natural history of tardive dystonia：a long-term follow-up study of 107 cases. Brain, 121：2053-2066, 1998.
2) Walker JM, et al：Evidence for a role of haloperidol-sensitive sigma-'opiate' receptors in the motor effects of antipsychotic drugs. Neurology, 38(6)：961-965, 1988.
3) Bohacec N, et al：Propsylactic use of anticholinergics in patients on long term neuroleptic treatment. A consensus statement. Br J Psychiatry, 156：412, 1990.
4) 八木剛平・他：精神分裂病に対するリスペリドンの後期第二相試験．臨精医，22：1059-1074, 1993.
5) 伊藤 斉・他：向精神薬長期使用における非可逆性ジスキネジア．医事新報，2582：29-34, 1973.
6) Emsley R, et al：A single-blind, randomized trial comparing quetiapine and haloperidol in the treatment of tardive dyskinesia. J Clin Psychiatry, 65(5)：696-701, 2004.
7) Kinon BJ, et al：Olanzapine treatment for tardive dyskinesia in schizophrenia patients：a prospective clinical trial with patients randomized to blinded dose reduction periods. Prog Neuropsychopharmacol Biol Psychiatry, 28(6)：985-996, 2004.

（松永　髙政，富田　克）

2）口腔乾燥症状

（1）口腔乾燥が及ぼす影響

　唾液は表 3-6-1 のように多くの役割を有しており，唾液分泌量の低下または口腔粘膜の湿潤度の低下によってさまざまな障害が生じることになる．例えば，安静時の唾液分泌量が減少すると，会話しづらくなり，物理的な刺激によって粘膜が傷つきやすく，痛みが生じやすい．また，う蝕や歯周病が進行しやすくなり，総義歯を装着している患者では，粘膜に対する吸着が得られず，義歯が脱離しやすくなる．さらに，口腔内を刺激した際に分泌される刺激時唾液が減少すると，味を感じにくくなり，食塊形成不良や嚥下困難感が生じる．

　精神疾患患者では，表 3-6-2 に示すような薬の有害反応によって口腔乾燥症を併発している場合が多い[1]．ただし，心身症においても舌や口腔粘膜にピリピリした痛みや口腔内のざらつきといった口腔乾燥に似た症状を訴える場合があるため，口腔乾燥状態を客観的に評価する必要がある．表 3-6-3 のような口腔内の観察所見から評価する方法の他にも，唾液分泌量や口腔内の湿潤度を評価する方法があるが，詳細については他書を参照していただきたい[2,3]．

（2）投薬内容の変更による対応

　服用薬剤の有害反応によって唾液分泌量が低下している疑いがあれば，なるべく有害反応の少ない別の薬剤に変更するか，薬剤量の減量を検討する必要がある．ただし，現実的には全身疾患との兼ね合いなどにより変更が難しい場合も少なくない．そのような場合には，漢方薬の投与が有効である．漢方薬の中で，口腔乾燥症の病名で処方可能な主な薬剤としては白虎加人参湯（びゃっこかにんじんとう）や滋陰降火湯（じいんこうかとう）などがあるが，合併症や随伴症状などを考慮して，いくつかの薬剤とともに処方すると効果的である[3]．

表 3-6-1 唾液の作用

作用	効果
消化作用	食塊が胃に入って，胃液が浸透するまでの間，炭水化物中のデンプンをαアミラーゼによって加水分解する．
円滑作用	唾液中の水分とムチンは食塊形成を補助し，嚥下しやすくする．また，会話のときに舌や口唇の運動を円滑にする．
抗菌作用	唾液中のラクトフェリンやリゾチーム，ペルオキシダーゼなどの抗菌物質により細菌の増殖を抑制する．
緩衝作用	唾液中の重炭酸塩によって，口腔内の酸またはアルカリを中和する．
抗脱灰作用	唾液中の重炭酸塩によって，う蝕病原菌の産生する酸を中和して歯の脱灰を防ぐ．
粘膜保護作用	唾液中のムチンによって，粘膜表面を覆うことで乾燥を防ぎ，傷をつくりにくくする．
味覚発現作用	食物中の味物質が唾液に溶解され，味蕾の味受容器に到達することで味覚を感じる．
洗浄作用	歯や粘膜に付着した食物残渣を洗浄する．
排泄作用	血液中の化学物質や有害物質を唾液によって排出する．
水分平衡作用	唾液分泌量を調節して，体液量や血液浸透圧を調節する．

表 3-6-2　口腔乾燥を引き起こす向精神薬の一例

分類	一般名（商品名）
抗うつ薬	三環系…ノルトリプチリン（ノリトレン），アモキサピン（アモキサン），イミプラミン（トフラニール，イミドール），アミトリプチリン（トリプタノール），トリミプラミン（スルモンチール） 四環系…マプロチリン（ルジオミール） その他…塩酸トラゾドン（デジレル，レスリン）
抗不安薬	ベンゾジアゼピン系…アルプラゾラム（コンスタン，ソラナックス），ジアゼパム（セルシン，ソコナン，ホリゾン），ロラゼパム（ワイパックス），プラゼパム（セダプラン） その他…ヒドロキシジン（アタラックス）
抗精神病薬	フェノジアジン系…塩酸クロルプロマジン（ウインタミン，コントミン），塩酸チオリダジン（メレリル），ペルフェナジン（トリラホン，ピーゼットシー PZC），プロクロルペラジン（ノバミン），フルフェナジン（フルデカシン） ブチロフェノン系…ハロペリドール（セレネース） その他…ピモジド（オーラップ）

（高橋 哲：薬物の副作用．デンタルハイジーン別冊　唾液と口腔乾燥症．柿木保明，西原達次編，pp.50-51，医歯薬出版，2003 より改変）

表 3-6-3　臨床診断基準

診断	重症度	臨床診断基準
0度	正常	口腔乾燥や唾液の粘性亢進はない
1度	軽度	唾液が粘性亢進，やや唾液が少ない．唾液が糸を引く
2度	中程度	唾液がきわめて少ない．細かい泡がみられる
3度	重度	唾液が舌粘膜上にみられない

※唾液の泡は，粘性亢進や口腔乾燥の傾向がある．
細かい泡＝おおよそ 1 mm 以下の泡あるいは白くみえる泡．
粘性亢進は，糸引き状態で判定する．1〜2 mm 以上の泡の場合は 1 度と判定する．
（安細敏弘，柿木保明編著：今日からはじめる！口腔乾燥症の臨床　この主訴にアプローチ．p.18，医歯薬出版，2008.）

（3）対症療法

a. 保湿剤

　安静時唾液の減少による口腔内乾燥症に対して，保湿剤を噴霧または塗布することで，口腔乾燥によって生じる痛みや不快感を緩和することができる．保湿剤にはヒアルロン酸などの保湿成分が配合されており，使用後しばらく保湿効果が続くため，含嗽や飲水よりも効果的である．液状タイプとジェル状タイプがあるが，ジェル状タイプのほうが比較的長く口腔内に停滞するため，就寝前などに適している．また，オーラルバランス®（T&K）やオーロラコート®（明治），リフレケア®H（イーエヌ大塚製薬）には保湿成分の他に，抗菌成分が含まれており，口腔内細菌の増殖を抑制することができ，口腔乾燥が重度な場合にはとくに有用である．

b. 口や舌の体操，唾液腺マッサージ

　食前などに口や舌の体操を行うと，その刺激によって唾液分泌量が増加し，口腔内を湿潤させることができる．また，唾液腺の相当部のマッサージや，音波ブラシでの振動刺激（図 3-6-1）についても有効である[3]．ただし，唾液の産生能を向上させるまでには至らないため，持続的な効果は期待できない．

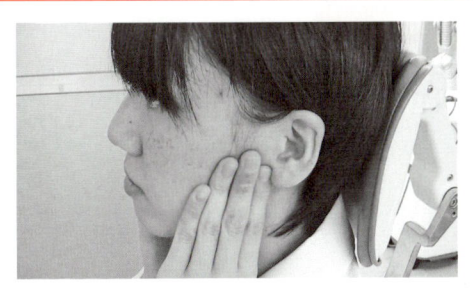

耳下腺マッサージ
耳の前方から上顎臼歯部あたりを指全体で，円を描くようにマッサージする

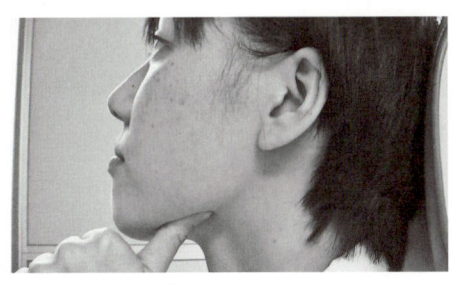

顎下腺マッサージ
下顎骨下縁の中央あたりの内側を指先で押すようにマッサージする

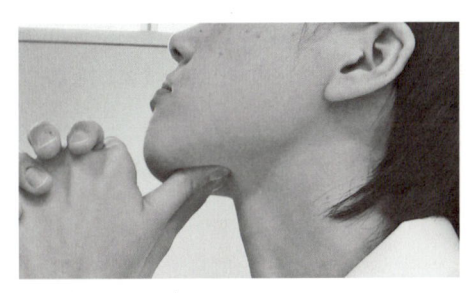

舌下腺マッサージ
下顎骨オトガイの内側の柔らかい部分を指先で押すようにマッサージする

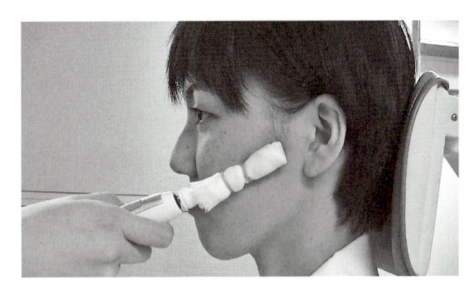

音波ブラシによる振動刺激
唾液腺相当部に音波ブラシを当てて刺激する

図 3-6-1　唾液腺マッサージおよび音波ブラシによる振動刺激

c. 摂食機能療法

　摂食嚥下障害により経口摂取が禁止されている場合には，経口摂取を早期に再開できるように摂食機能療法を行う．現代の医療において，経口摂取が行えなくても，胃瘻や経鼻胃管，静脈栄養などの経管栄養によって生命活動は維持できる．しかし，経口摂取を行わない状態が長期間続くと，口腔機能や嚥下機能に廃用が生じ，口を使う機会が少なくなることで唾液の分泌量も減少し，口腔内は乾燥しやすくなる．そのため，経口摂取が禁止されている状態であっても，口腔ケアやアイスマッサージなどで口腔内を刺激するとともに，口や舌の体操を合わせて行い，廃用を予防することが重要である．

文献

1) 高橋 哲：薬物の副作用．デンタルハイジーン別冊　唾液と口腔乾燥症，柿木保明，西原達次編，pp.50-51，医歯薬出版，2003.
2) 柿木保明，山田静子：口腔乾燥と口腔ケア．pp.50-51，医歯薬出版，2005.
3) 安細敏弘，柿木保明編著：今日からはじめる！口腔乾燥症の臨床　この主訴にアプローチ．pp.86-92，医歯薬出版，2008.

（中山　渕利，戸原　玄）

> **Column**

嚥下によいとされる薬剤

薬剤の効果判定

　薬剤の効果判定には厳密な試験（治験）を経て，効果のあるという証拠（エビデンス）を得なければならない．薬剤の効果判定は，メタ・アナリシス，ランダム化比較試験などの方法（治験の方法）によって，その証拠の強さ（エビデンス・レベル）が評価され，高いエビデンスがあるものほど，より強く推奨される薬剤であるということになる．エビデンス・レベルが最も高いのは，メタ・アナリシスといわれる分析方法で，その薬剤の薬効に関する複数の論文（通常はランダム化比較試験）を集め，分析するものである．
　ここでは，嚥下障害の薬物療法について，メタ・アナリシスの結果について記載する．

嚥下障害の薬物療法

　嚥下障害の薬物療法の効果としては，①薬物により嚥下障害が改善する，②薬物により誤嚥性肺炎の発症率が改善する，という2つの点がある．残念ながら現在の医学では①の嚥下障害の回復を達成する薬剤のエビデンスは少ない．以下に，②の誤嚥性肺炎予防の薬剤についてメタ・アナリシスを紹介する．

誤嚥性肺炎予防の薬物療法

　誤嚥性肺炎予防のメタ・アナリシスの論文は2件ある．El Solh & Saliba の分析はやや古い論文であるが，誤嚥性肺炎予防に効果があるとされるさまざまな薬物について検討されている[1]．彼らは1966年から2006年までの1,108編の論文を対象にして，少なくとも比較対象研究以上の方法で行った論文で，誤嚥性肺炎に効果があったとされる20編の論文を分析した．その結果の薬剤の効果・評価については表1にまとめた．効果のあると報告された薬剤は，抗パーキンソン病薬（L-dopa，カベルゴリン，アマンタジン），カプサイシン，シロスタゾール，葉酸，テオフィリン，降圧薬のアンギオテンシン変換酵素阻害薬（ACEI）があげられている．エビデンス・レベルとしては，ACEI以外はいずれも報告数が1～2例と少なく，全体的に追加の臨床試験が必要という評価が多い．抗パーキンソン病薬の効果のメカニズムとしては，黒質・線条体経路のドパミン低下および中枢サブスタンスPの上昇が考察されている．カプサイシンは末梢の侵害受容体（TRPV 1）を介してCファイバーの刺激の誘発，シロスタゾールについてはcAMPを介して誤嚥性肺炎に効果があるとされている．葉酸およびテオフィリンはドパミンを介した機序が推定されている．ACEIはサブスタンスPの上昇をきたすことが報告されている．

Shinohara & Origasaはアンギオテンシン変換酵素阻害薬（ACEI）の脳卒中後の肺炎の予防効果について，メタ・アナリシスを行っている[2]（図1, 2）．本論文は1990年から2011年までを対象としており，5編の論文を精査している．結果としては，アジア人種（日本人）を対象とすればACEIはプラセボと比較して誤嚥性肺炎リスクを62%減少させ，別機序の降圧薬であるカルシウム拮抗薬と比較して63%減少させうることが報告されている．メタ・アナリシスに耐えうる5編の論文がいずれもわが国からの報告である点で上記の結果となっているが，英国での研究で欧米人にも効果があるとの報告もある．ACEIの誤嚥性肺炎予防のメカニズムとしては，サブスタンスPを介した末梢および中枢機序が考察されているが，科学的な根拠はまだ不十分である．

　他の薬剤として，漢方薬である半夏厚朴湯[3]，脳代謝賦活薬であるニセルゴリン（サアミオン®）が誤嚥性肺炎の予防効果があるとの報告がある（図3）．また，胃瘻造設の患者において，胃潰瘍治療薬であるモサプリド（ガスモチン®）が優位に誤嚥性肺炎発症を低下させたとの報告がある[4]（図3）．

　いずれの報告も例数が少数であり，今後よりエビデンス・レベルの高い大規模な臨床試験の計画が望まれる．

表1　誤嚥性肺炎予防に効果のある薬剤のメタ・アナリシス（文献1）より

薬剤名	一般名	有効と考えられる効果	エビデンス・レベルによる推奨度	論文数
ドパミン受容体刺激薬	カバサール®など	嚥下運動の改善，誤嚥性肺炎予防	追加の臨床試験が必要	2
アマンタジン	シンメトレル®など	高齢脳卒中における誤嚥性肺炎予防	効果はあるが慎重投与が必要，追加の臨床試験が必要	1
カプサイシン	保険適応なし	咳反射と嚥下運動の改善	肺炎予防に関して追加の臨床試験が必要	2
シロスタゾール	プレタール®など	高齢脳卒中における誤嚥性肺炎予防	出血リスクがある場合は推奨されない．	1
葉酸	フォリアミン®	肺炎予防	葉酸欠乏のリスクのある場合に考慮する，追加の臨床試験が必要	1
テオフィリン	テオドール®など	嚥下運動の改善	治療域が狭いので推奨されない．	1
アンギオテンシン変換酵素阻害薬（ACEI）	タナトリル®など	アジア人における誤嚥性肺炎予防	高血圧のある脳卒中患者で推奨，追加の臨床試験が必要	11

（El Solh AA, Saliba R. : Pharmacologic prevention of aspiration pneumonia : A systematic review. Am J Geriatr Pharmacother, 5 : 352-362, 2007）

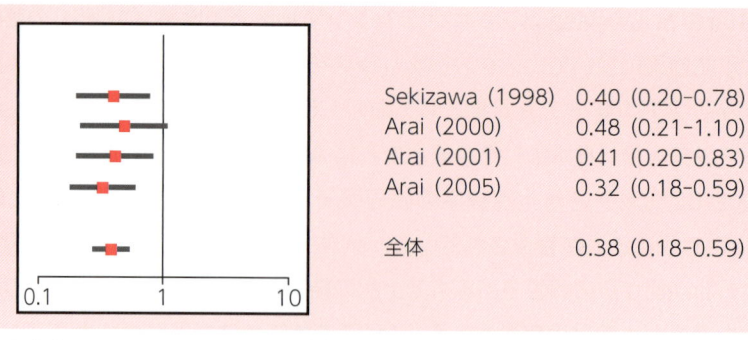

	Sekizawa (1998)	0.40 (0.20-0.78)
	Arai (2000)	0.48 (0.21-1.10)
	Arai (2001)	0.41 (0.20-0.83)
	Arai (2005)	0.32 (0.18-0.59)
	全体	0.38 (0.18-0.59)

図1 日本人における ACEI のプラセボに対する効果（文献 2）より

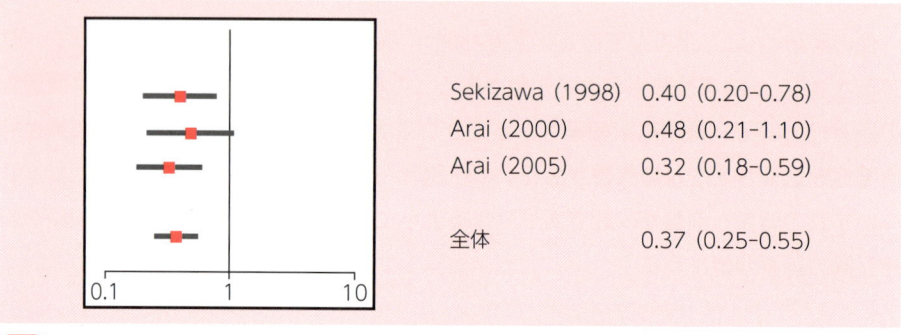

	Sekizawa (1998)	0.40 (0.20-0.78)
	Arai (2000)	0.48 (0.21-1.10)
	Arai (2005)	0.32 (0.18-0.59)
	全体	0.37 (0.25-0.55)

図2 日本人における ACEI のカルシウム拮抗薬に対する効果（文献 2）より

	Iwasaki (2007)	0.51 (0.27-0.84)
	Takatori (2013)	0.29 (0.09-0.92)

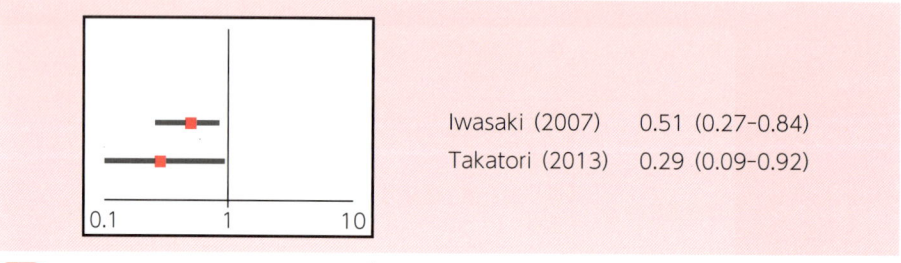

図3 半夏厚朴湯（Iwasaki, 2007）[3] とモサプリド（Takatori, 2013）[4] の誤嚥性肺炎予防効果

文献

1) El Solh AA, Saliba R. : Pharmacologic prevention of aspiration pneumonia : A systematic review. Am J Geriatr Pharmacother, 5 : 352-362, 2007.
2) Shinohara Y, Origasa H : Post-stroke pneumonia prevention by angiotensin-converting enzyme inhibitors : Results of a meta-analysis of five studies in Asians. Adv Ther, 29 : 900-912, 2013.
3) Iwasaki K, et al. : A pilot study of Banxia Houpu Tang, a traditional Chinese medicine, for reducing pneumonia risk in older adults with dementia. J Am Geriatr Soc, 55 : 2035-2040, 2007.
4) Takatori K, et al. : Therapeutic effects of mosapride citrate and lansoprazole for prevention of aspiration pneumonia in patients receiving gastrostomy feeding. J Gastroenterol, 48 : 1105-1110, 2013.

（山脇　正永）

第4章 精神科で遭遇しやすい事象とその支援

1 盗食

　他人の食べ物や飲み物を口にすることを盗食という．盗食の判断は困難で，盗食を目撃するか，確実な状況証拠がないかぎり盗食の有無はわからない．

　盗食を引き起こす要因は多様であり，要因に沿った対応が必要である．とくに，本人に盗みの自覚がない場合，患者や家族は盗食という言葉に強い反感を抱くことが多いので，盗食の語の使用には注意を払う．

　精神科病棟では，患者が摂取する菓子やタバコの内容や量を看護師が管理している．しかし，看護師から受け取った菓子やタバコを患者間でやり取りして摂取してしまうこともある．これは盗食とは呼べない事象ではあるが，盗食と同様の問題をはらんでいる．

1）盗食を引き起こす要因と対応

（1）認知能力の低下

　認知症，統合失調症，アルコール依存症などの患者では，認知能力の低下に伴って自分の物と他人の物の区別がつかなくなり，他人の食事や下膳された残飯を口に入れるなどの行動がみられるようになる．また，記憶力の衰えから食事をしたことを忘れ，食事を終えた直後でも再度食事を要求するが，それがかなえられなければ欲求を満たすために盗食することがある．徘徊がみられる患者では，自分の食事を食べ終わるまで座っていることができずに食堂を徘徊し，徘徊した先々で他人の食べ物に手を出すなどの行動がみられる．

　盗食の予防策として，自分の食事だけが目に入るように配膳や座る場所を工夫したり，見えるところに食べ物を放置しないなど，食事環境や生活環境を整えることが必要である．

　徘徊に対しては個室に隔離したり下肢を拘束したりするなどの行動制限が行われることがあるが，精神症状に悪影響を与えることも多い．徘徊を引き起こしている原因に対して対策を講じる必要がある[1,2]．

　いずれにおいても環境を整え患者教育をすることが肝要であるが，患者には盗食の自覚や罪

の意識がなく，認知能力の低下も相まって教育には根気と時間を要する．

　認知能力が著しく低下してくると異食症がみられることもあるので，患者の行動を注意深く観察する必要がある．

（2）特別食（腎臓病食・糖尿病食など），嚥下調整食，禁食などの食事制限

　患者の全身状態や嚥下機能に見合った食事内容や食形態は，必ずしも患者を満足させない．もともと精神疾患を有する患者は欲求・訴えが強く，むしろ自分の食事に強い不満をもつことが多い（「隣の人は○○があるのに自分にはないではないか．えこひいきだ（特別食のため一般食と食事内容が異なる場合）」「なぜ自分だけドロドロの食事なんだ，隣の人と同じ普通の食事にしてくれ」など）．

　他人と食事内容が異なる理由を説明しても理解できなかったり，理解できたとしても生じた欲求が抑えられなくなったりするなどして，患者は盗食することがある．

　理解力がある患者では，該当する特別食の週や月ごとのメニューを事前に渡してよく説明すると不満は減るようである．摂食嚥下障害によって嚥下調整食を摂取している患者では，盗食した食物によって誤嚥や窒息を起こす可能性があるので，軟菜食や常菜食の患者と同じテーブルにしないよう配慮する．とくに，胃瘻などの経管栄養管理中の禁食患者を経口摂取している患者と同席させるのは精神的にも悪影響を与える（例：「私の食事はまだ？（胃瘻から栄養が入っていることを理解できない）」「死んでもいいから口から食べさせろ！（経口摂取への強い欲求）」）．

（3）食欲亢進，過食

a．うつ病

　うつ病の一症状として食欲不振があるが，逆に食欲が増して過食をきたすうつ病患者も多い．うつ病の症状が日照時間と関連して増悪する患者では，日照時間の短い冬になると過食・過眠の傾向が強くなる[3]．強い食欲を満たすために盗食する場合があり，その予防としては，うつ症状の季節性や日内変動のパターンを把握した食事内容の設定や栄養指導を行う．

　また，抗うつ薬は2型糖尿病を誘発する危険性があるため[4]，とくに長期にわたり抗うつ薬を使用している患者では血糖値や体重をモニタリングする必要がある．しかし，盗食がみられるうつ病患者では，血糖値の上昇や体重の増加が薬剤の有害反応によるものかどうかわかりにくい．厳しい食事制限は，医療者に隠れて飲食物を摂取することを誘発するので好ましくない．

b．摂食障害

　摂食障害は，一般に拒食症と呼ばれる神経性食欲不振症（Anorexia Nervosa；AN）と過食症と呼ばれる神経性過食症（Bulimia Nervosa；BN）とに分類されるが，AN患者にも少なからず過食は認められる．

　いずれの摂食障害患者も，過食後に①体重調整のための排出行動（自己誘発性嘔吐，下剤や利尿剤の乱用），②絶食や激しい運動などがみられる．過食・嘔吐を繰り返す患者の手には吐きだこ（無理に咽頭まで指を入れて嘔吐するために，手指や手甲に前歯による咬傷が生じ，そ

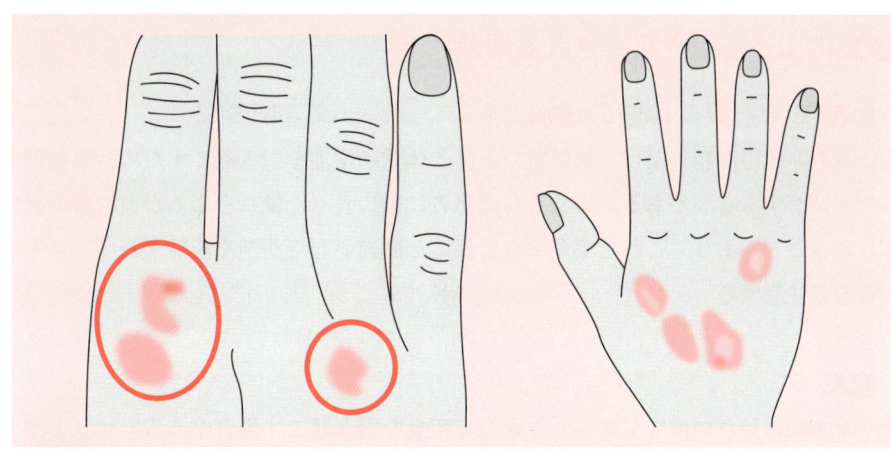

図 4-1-1 過食・嘔吐を繰り返す患者にみられる吐きだこ

れが度重なって瘢痕化したもの）が認められることが多い（図 4-1-1）.

摂食障害患者では，窃盗や盗食がしばしば認められる．とくに過食を伴う摂食障害患者に多い[5]．また，認知症患者と違って盗食に対し罪の意識をもっている場合が多い．

対策としては，問題行動の基盤にある考えや捉え方のゆがみやその行動を認知行動療法的なアプローチで修正する，排出行動（嘔吐，下剤，利尿剤）の有害性について教育し，規則正しい食生活の確立を図るなどの対応が有効である．

（4）収集癖，窃盗癖

収集癖は，統合失調症，認知症，発達障害，摂食障害患者などにみられる．収集癖がエスカレートすると窃盗癖に結びつく．盗みがきっかけで患者同士で喧嘩になることもあり，これを収めるのに看護師を含め医療者が緊急招集される（精神科病棟のコードブルー[※1]はこれが多い）．日常生活に使用する多くの物品まで看護師が管理する病棟では，飲食物が収集・窃盗の対象となりやすい．過食を伴う摂食障害患者では，摂取を目的に収集することが多いのに対し，他の疾患では必ずしも摂取を目的としない．

対策としては，問題行動の基盤にある考え方や捉え方のゆがみの修正（認知療法），問題になっている行動の修正（行動療法）を行う．

（5）多飲症・水中毒

多飲症は，統合失調症に多くみられるが，気分障害，精神発達遅滞，認知症，頭部器質疾患，アルコール依存症，摂食障害患者などにも認められる．多飲の欲求を満たすために，他人の飲み物を勝手に飲んでしまうことがある．多飲症や水中毒が重篤化すると，患者は洗面所やトイレの水，水たまりなどの汚水まで口にしてしまうことがあるので注意を要する[6]（p.131〜133を参照）．

[※1] コードブルーとは，緊急招集を意味し，病院内の患者の容態が急変するなど人手が必要な時に，手の空いている医師・看護師を全館放送で招集すること．

2）盗食によって引き起こされる問題

（1）血糖値の上昇，体重の増加

抗うつ薬や非定型向精神薬は，血糖値の上昇と体重の増加を引き起こすため，血糖値や体重をモニタリングする必要がある．盗食をした患者には，食べた量にもよるが血糖値の異常な上昇がみられることがあり，これを薬剤の有害反応と勘違いして薬剤を減量すれば，精神症状は悪化するので注意する．

（2）窒息

医師や看護師に隠れて慌てて食べるなどして窒息を引き起こす場合がある．ベッドやトイレの中など人目につきにくい場所で窒息を起こした場合，発見が遅れる危険性が高い（窒息の予防については，p.128～129参照）．

（3）誤嚥

摂食嚥下障害がある患者が，嚥下機能に見合わない食形態や量の飲食物を盗食した場合に生じる（誤嚥の予防については，p.129～130参照）．

参考文献

1) 江原 嵩・他：レビー小体型認知症にみられた焦燥的徘徊．臨精医，39(1)：85-92, 2010.
2) 時安みどり，三村 將：【認知症の知識と看護】認知症患者の看護．Brain Nursing, 25(11)：1265-1270, 2009.
3) 池田正明：【季節変動と日内変動】季節とうつ状態の関係は？ 季節とうつ状態の関連について教えてください．Q&Aでわかる肥満と糖尿病，9(2)：301-303, 2010.
4) Khoza S, et al.：Use of antidepressants and the risk of type 2 diabetes mellitus：a nested case-control study. Int J Clin Pharm, 34(3)：432-438, 2012.
5) 澤本良子・他：万引きまたは盗食歴を有する神経性食欲不振症患者の心理特性―入院患者での検討―．心身医，43(11)：766-765, 2003.
6) 松田源一：入院精神障害者の多飲行動に関する臨床的研究―病的多飲の経過と転帰．慶応医学，69(1)：159-172, 1992.

（横山 薫）

2 同じ訴えを繰り返し（不安が強い），リハビリテーションの導入がしにくい場合

不安感は健常者も有するが，健常者の不安は原因が了解でき，原因によって強弱が異なる．病的な不安は，ささいな原因で引き起こされ原因不相応に程度が強く，さらにその持続時間が長いことなどが特徴である．病的な不安がある患者や家族が「うまく食べられない」と訴える場合，心因性の摂食嚥下障害であるのか，もともと何らかの要因で生じていた摂食嚥下障害により心身症や神経症のような症状を帯びているのか，もしくは食べられないとの訴えがあるも

のの実際には嚥下機能に問題がないのかを検索する必要がある．

　本節では，口腔ケアや摂食嚥下リハビリテーション（以下リハ）導入に際して，患者や家族が病的な不安のために，それらを受け入れることが困難な場合の支援について事例を通して考える．

1）不安神経症とリハビリテーションの導入

　病的な不安状態である不安神経症は，2つの病型に分けられ，1つには全般性不安障害があげられる．これは，生活しているなかでの些細な心配事が1つずつもしくは同時に複数，長くかつ深刻に心配され，じっとしていられなくなる状態である．元来幼少期から臆病で心配性な性格である場合が多いが，人生の転換期（入学，就職，病気など）から不安が増強されることもあるとされる．不安が積み重なると，過呼吸や睡眠障害，食事が摂れない状態になることもある．精神科的な治療では，支持的な対応と抗不安薬，睡眠薬が有効であることが多い．

　もう1つとしてパニック障害があげられる．特段の原因なしに突如として発作が出現し，動悸，頻脈，過呼吸などがみられ，症状が通常数分，長くて30分程度持続する．この発作は性格的に安定した者にも突然起こり得るのが特徴である．種々の不安を敏感に感じ取り，深刻に悩むタイプとは限らないため，一見してパニック障害と読み取ることは困難なことがある．リハ導入に際しては，発作のエピソードを十分に把握し，発作の経験により持続的な不安が日常生活に溶け込んでいる心理状態や次の発作に対する恐怖感に配慮して臨む．適切な抗うつ薬，抗不安薬の服用など，薬物療法が特異的に効果があることが多いため，薬物療法を受けている者は発作のリスクが低いことも念頭に置く．

　このような不安神経症状のある患者は，客観的な判断や思考の整理に支援が必要なことが多く，医療者に対して同じような訴えを繰り返すため，介入が困難となる場合がある．

2）不安神経症患者へのアプローチ

　次に症例を通して，不安神経症患者へのアプローチについて述べる．

症例：男性（64歳）

主　訴　歯が締めつけられる感じがして，食事がうまく摂れない．

生育歴　姉2人，本人，弟．出生時および発育に異常なし．活発で競争心が強く，自分が正しいと思い込む傾向があった．小中高と地元の公立校に進学し，高校卒業後，民間企業に入社し，40年間勤務した．30歳で結婚し，現在娘と3人暮らしをしている．

現病歴　19XY年頃，仕事の人間関係トラブルで抑うつ傾向が出現し，休職するがその後軽快した．20XY年，再度抑うつが出現し，実母の死去により悪化，意欲低下が出現した．20XY＋1年，仕事の負担が増加し，不眠・焦燥感が強まり，同じ時期に妻，娘

との不仲があり身体不調となった．その頃，歯が締めつけられるなどの口腔内異常感が出現した．20XY＋5年，娘との口論中に硬直性痙攣が出現し，緊急搬送となり入院した．入院中に食事によるむせ込みがあり，発熱したが，抗生剤投与による軽快後も，歯の異常感が気になり経口摂取が進まず，精神科より歯科受診の依頼があった．

既往歴 うつ病，痙攣発作，誤嚥性肺炎

服薬 抗うつ薬：レクサプロ®，抗不安薬：セパゾン®，ネルロレン®，ゾルピデム®

現症 食形態は主食，副食ともに常食で，水分にトロミなどは付与していない．食事摂取は自立しているが摂取量にむらがあり，朝食は2～5割程度，昼食・夕食は4～8割程度の摂取であり食事量が確保されていない．
BMI：19.2，Alb：3.6 g/dL，RBC：$4.11×10^6/\mu L$，Hb：12.0 g/dL，BUN：16.3 mg/dL，Na：143 mEq/L，K：5.0 mEq/L で栄養状態は比較的良好であり，脱水傾向も認めなかった．病棟看護師の記録では，最近はむせ込みもまれで，発熱，痰がらみなどはみられない．RSST：2回，MWST：4点．
口腔内所見は，舌背面から奥舌にかけて泡沫状の唾液貯留あり，舌背面に舌苔付着あり．口腔乾燥の自覚症状：0（ない），口腔乾燥の臨床診断基準：2度（中程度，p.80参照）であった．口腔衛生状態は不良で，歯肉の腫脹を認めた．口腔内にう蝕や不適合補綴物，数カ所に歯石の付着があり，中等度歯周炎と診断した（図4-2-1, 2）．

経過

○初診時

意識清明であり，独歩にて来院した．興奮などはなく，穏やかに会話できた．朝方に歯が締めつけられることを訴えた．歯科医師の問診に対して，「口腔内の違和感は約1年前からであり，とくに夜から朝にかけて自覚し，そのためよく眠れない，食事をうまく摂れない」と明確に答える．全身・口腔内所見より，①抗うつ薬，抗不安薬の有害反応，②加齢による変化，③生活環境におけるストレスなどの要因が複合した口腔乾燥症と口腔衛生状態の悪化，それによる嚥下障害と診断した．

摂食嚥下について説明する前に，まず本人が自覚していない口腔乾燥症の原因，病態および対応方法について説明した（口腔乾燥症の詳細はp.79～81を参照）．口腔衛生状態が不良で歯周疾患も併発しているため，口腔衛生管理を実施することと保湿ジェルの使用，口腔清掃後の大唾液腺開口部（舌下小丘）のマッサージを推奨するとともに指導した．本

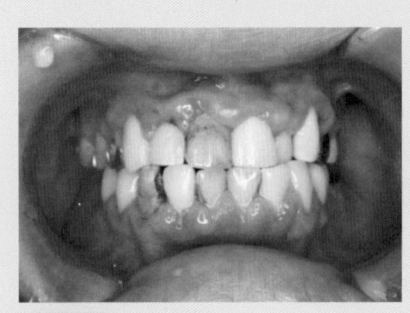

図4-2-1 口腔内所見

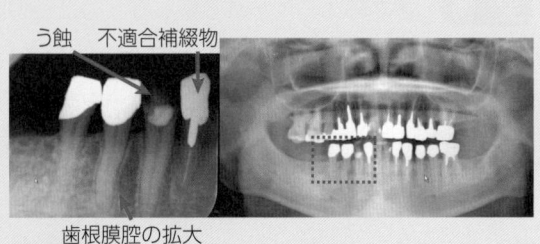

図4-2-2 口腔のレントゲン画像所見

人は懐疑的な反応を示したものの，保湿ジェルを受け取って帰室した．また，精神科病棟看護師より，「とにかく歯が締めつけられるから何も食べたくない」「保湿ジェルは気持ちが悪くて使えない」と訴えていることが報告された．

○受診2回目
前回と同様の訴えが継続しており，保湿ジェルや口腔内のマッサージは行っていなかった．患者の話を支持的に傾聴し，口腔乾燥と嚥下困難感の関連性について，鏡で口腔内を見せながら20分ほどかけて再度説明したところ，「話は聞いてくれるが，口の中は一向によくならないね」との発言があった．診察後に口腔清掃と歯石除去を行った．

○受診3回目
「口の中の状態が良くなるどころか悪くなっていく」と不安を募らせている様子が見受けられた．実際には口腔内の状態に変化はなかったが，保湿ジェルの使用はいったん断念し，口腔衛生指導（ブラッシング指導）を実施した．「口の中の爽快感がよい」との発言があった．

○受診4回目
「歯ブラシを頑張っている，でも食事になると食べたくない」と訴えたが，歯が締めつけられる感覚についての発言はなかった．食べづらさの要因は，口腔乾燥であることを理解しつつある様子が見受けられた．口腔乾燥の臨床診断基準は1度（軽度）に改善した．この段階で，薬物療法に関して精神科にコンサルトするが，現時点で薬物の減量は控えたいとの回答であった．また栄養状態に関して，初診時と変化がないことを確認した．前回と同様に口腔衛生指導（ブラッシング指導）および歯石除去を行った．

○受診5回目
歯ぐきの腫れが改善していることを自覚している様子が見受けられたため，鏡で口の中を見せながら，口腔衛生状態と口腔乾燥が改善傾向で，歯肉腫脹が治癒してきていることを強調した．診察室で，舌を上下左右に大きく動かす運動と保湿ジェルを使用した舌下小丘周囲のマッサージを実施し，唾液がジワジワでてくる様子を鏡で見ながら確認した．

○受診6回目
「舌の運動と舌下部のマッサージをやっている．なんだか最近食事を食べられる」との発言があった．食事摂取量にむらはあるものの，平均して5～8割まで摂取可能となった．継続して口腔管理と食事摂取状況を観察し，余裕がでてきたら歯科治療（う蝕の治療，不適合補綴物の治療，歯石除去など）をさらに進めることを本人と確認した．

　本症例では，患者に自らの病識の偏りを気づかせる認知療法的なアプローチの効果があったと思われる．本症例の患者は，歯が締めつけられる感覚に対する不安感が強く，それが飲み込みづらさの原因であるという誤った先入観をもった結果，その症状を繰り返し訴える行動に結びついてしまったと思われる．そのため，口渇や口腔内の汚れを自覚できず，それらの症状が飲み込みづらさの原因になっているということへの理解が困難だったと考えられる．
　患者に説明する際には，思考の整理に役立つ医学的な知識や情報を平易な言葉でかみくだい

て説明し，客観的な捉え方ができるように促すことが重要である．例えば，歯が締めつけられる感覚は，実際は歯磨きができていないことによる歯ぐきの腫れが原因であること，飲んでいる薬には口腔乾燥という有害反応があることなどを丁寧に説明し，患者の訴えと症状を照らし合わせながら，合理的な判断ができるように支援していく必要がある．

同じ訴えを繰り返すケースでは，患者の認識の偏りや過度な思い込みがないか検索する．そのうえで支持・共感的な態度を取りながら，有益な医学的情報を丁寧に提供し，他の可能性に背を向けて閉鎖的になっている心理状態を可及的速やかに開放させることが大切である．これらのやり取りのなかで，患者との信頼関係を構築してから，機能障害に対するリハを導入することが妥当であろう．不安神経症などの患者は，全体を客観的にみることが苦手で，一方向からの思考にとどまる傾向にあるため，リハの方法や効果を丁寧に説明し，受容可能なものから選択していく．

精神科で遭遇しやすい事象として，さまざまな心理的な不安が身体症状を引き起こし，その症状が口腔内に表出する場合がある．その代表的な症状の1つに口腔乾燥症があり，それによる嚥下困難感に対して，歯科的なアプローチが有効であることをしばしば経験する．一般的な口腔ケアのみでなく，専門的な器具を用いた歯周治療を実施することは，口腔の爽快感と治療後の達成感が得られるため，精神疾患患者の不安感を解消もしくは軽減させる一助になるかもしれない．

文献

1) 大熊輝雄著：現代臨床精神医学．金原出版，2008．
2) 山下 格著：精神医学ハンドブック 医学・保健・福祉の基礎知識．日本評論社，2010．
3) 藤野成美・他：精神科における長期入院患者の苦悩．日看研会誌，30(2)：87-95, 2007.
4) Stovall JG, et al.：Dysphagia and Chronic Mental Illness：Looking Beyond Hysteria and Broadening the Psychiatric Differential Diagnosis, Prim Care Companion. J Clin Psychiatry, 3(3)：143-144, 2001.

（中川　量晴）

3 病識が欠如しているため，リハビリテーションへの動機づけが困難な場合

超高齢社会を迎え，要介護高齢者が533万人，認知症高齢者が462万人（2012年厚生労働省推計）と増加し，大きな社会問題に発展しつつあるなか，筆者は，主に要介護高齢者を対象に歯科訪問診療を行っている．病院・施設・在宅での主訴は，専門的口腔ケア・義歯修理・抜歯などが多いが，食事時の誤嚥・窒息に関する相談やリハビリテーション（以下リハ）指導の依頼も少なくない．その中でも，病識が欠如した認知症患者に遭遇し，対応の困難性が増すケースがある．義歯作製や抜歯などの歯科処置では，強い認知症症状がある場合でも，家族やコメディカルと連携して単発的な処置を遂行することは不可能ではない．しかし，継続性や目的意識などが問われるリハの導入となると一変してその困難性は高まる．

このように，病識が欠如していてリハへの動機づけが困難な場合は，われわれ医療者が考え方をシフトさせることも重要である．そもそも医療の目的は，病態治癒や機能回復といった治療的な様相が強い反面，介護の目的は，能力獲得や生活改善といった支援的な意味合いが強い．機能回復を果たすためにはリハの導入は必須だが，生活改善を目的とした場合はリハがすべてではない．つまり，治療的な考え方から支援的な考え方にシフトすることで，認知症患者へのアプローチがしやすくなる．ただし，認知症の程度を定量的に客観評価することは難しいため，「病識の欠如＝完全支援」という考えは望ましくない．つまり，支援的な考え方をベースにどの程度のリハが導入できるかを常に模索する努力を怠ってはならない．

　本節では，病識が欠如している認知症患者への摂食機能療法について，主に治療型・代償型・環境改善型・心理型の4つのアプローチを軸に述べる．

1）精神疾患を伴う摂食機能障害（認知型と機能型）

　精神疾患を伴う摂食機能障害は，①**認知型**：咀嚼期・口腔期・咽頭期に大きな問題はないが，食事認知や摂食行為といった認知期（先行期）に問題が集約しているケースと②**機能型**：脳卒中後の誤嚥性肺炎に代表される咽頭期障害に対応している間に，認知機能の低下が症状悪化に拍車をかけるケースの大きく2通りに分けられる．

　前者においては高次脳機能障害により，食事の失認，拒食，傾眠，異食などが生じ，誤嚥はしないが食事が成立しないなどの問題に遭遇する．後者では，感情失禁，詰め込み，早食い，注意力の低下からもともとあった咽頭期障害（誤嚥や窒息の頻度）が増悪する．

　いずれのケースも認知症の進行程度に依存するが，具体的な解決に結びつく体系的な方法は確立されていないのが現状である．したがって，介助者への暴言や拒食などに遭遇した際は，すべては病気の進行に起因しているだけで，本人の真の意向ではないと理解することが問題解決の突破口につながる（図4-3-1）．

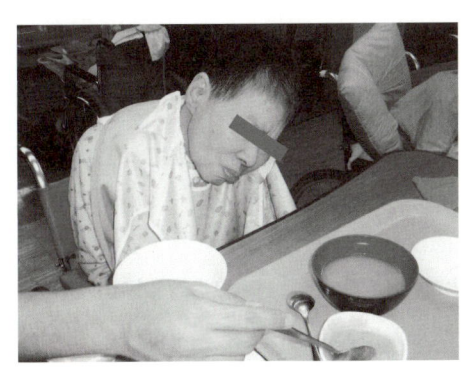

図4-3-1　先行期障害の拒食の例

2）認知症患者への4つのアプローチ

（1）治療型アプローチ

　認知症による病識の欠如を認めた際，簡単にリハ導入を断念するべきでないと冒頭に記した．ここで，筆者がかかわった胃瘻（PEG）患者の事例をあげる．

　患者はPEG造設後3年が経過しているが，PEG造設の理由は拒食と食思低下であり嚥下障害ではなかった．このケースは認知型の摂食機能障害である可能性が高いため，ゼリーによる直接訓練を試みるが，拒食が生じて訓練を導入できない．しかし，手指やスポンジブラシなどで口唇や舌を刺激し原始反射を促すと，口唇にわずかながらの捕食動作を認めた．試しにスープを浸したスポンジブラシを口唇に付着させると，直接訓練が可能となった．このように一見して病識の欠如がある場合でも，わずかな原始反射などを見つけ出し，訓練パターンを形成することで治療的アプローチが可能となる例は少なくない．

　一方，明らかな咽頭収縮力や喉頭挙上力の低下による誤嚥などが認められる機能型の場合は，間接訓練（開口訓練や頭部挙上訓練など）の導入が望ましい．しかし，病識の欠如や認知症状が訓練の継続を阻害する．そのため，能動的な訓練はある程度断念し，ストレッチやリラクゼーションなどに代表される他動的訓練に比重を置くとよい．

　要するに，病識の欠如を認めたとしても治療型アプローチを簡単に断念してはならないということである．病名・既往・投薬データのみで判断せず，見て，聞いて，触って，感じてといった基本的なアプローチの中に答えは眠っている．

（2）代償型アプローチ

　一般に摂食機能障害に対する代償的アプローチについて，a. 姿勢，b. 食形態，c. 摂食方法の3つの側面から考える．

a. 姿勢

　姿勢は，嚥下関連筋が正しく機能するための最低限の条件である．嚥下造影検査（VF）などで明らかに誤嚥が認められる場合は，誤嚥しにくい姿勢を模索する．例えば，座位で誤嚥する患者が30度仰臥位頸部前屈位で誤嚥しなくなるとすれば，この姿勢が理想の摂食姿勢であるといえる（図4-3-2）．当然，これは一例に過ぎず，一般論ではないため，患者個々の機能に即したさまざまな代償姿勢が存在することに留意してほしい．

b. 食形態

　食形態に関しては，代償的に変化を与え，いかにリスクを最小限にするかが最大の目的である．咀嚼しやすい，誤嚥しにくい食物は，一概に共通していないため，個々の機能に即した代償的食形態を模索することは重要である．

c. 摂食方法

　a, bの対応が整ったとしても，失認，拒食，傾眠，異食，感情失禁，詰め込み，早食いなどに代表される不適切な摂食方法が，誤嚥や窒息といった深刻な問題を容易に引き起こす場合がある．具体的には，スプーンを小さくする，半介助もしくは全介助でペースコントロールを

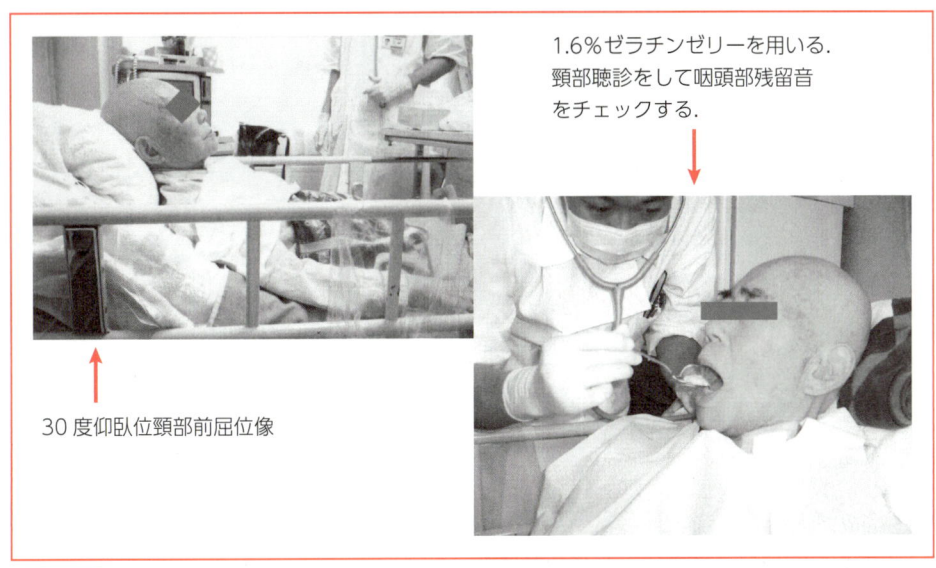

図 4-3-2 代償姿勢をとることによりリスクの少ない経口摂取が可能になった例

（写真説明：30度仰臥位頸部前屈位像／1.6％ゼラチンゼリーを用いる．頸部聴診をして咽頭部残留音をチェックする．）

する，不用意に話しかけないなどの工夫をするが，高次脳機能障害を伴う認知症患者に対してはこれらの方法が難しいことは言うに及ばない．

以上のa, bは，咽頭期障害のある機能型の摂食機能障害に対して優先的に行われるが，cについては，機能型，認知型の摂食機能障害双方にとって重要な課題である．代償型アプローチは支援的なサポートである以上，生活改善が期待できることであればその導入に最大限の創意工夫をすべきである．

（3）環境改善型アプローチ

摂食機能療法を行ううえで重要となるのが，問題点（problem）・目標（goal）・計画（plan）の明確化である．精神症状も含む摂食機能の問題点をあげ，どの程度の改善を目標とするかを決定し，治療型・代償型アプローチに代表される計画を実行する．この計画をいかにスムーズに生活のなかに導入させ目標達成につなげるかを模索することが，環境改善型アプローチである．そもそもリハ導入が困難なケースにおいては，この環境設定が予後を左右することはいうまでもない．そのため，サービス担当者会議やカンファレンスなどで，リハの頻度，介入する職種や時間帯，家族とコメディカルとの連携方法などの詳細を決めていく（図 4-3-3）．

ここは臨床において最も時間を費やす部分であり，例えば，認知型の摂食機能障害のように咽頭期障害がない場合でも，環境設定を間違えただけで，容易に窒息などの事故が起こる．

（4）心理型アプローチ

病識の欠如した認知症患者という前提があるだけに，われわれは問診や説明または傾聴といった原点にいっそう注力するべきである．認知症患者には，言葉による表層的な会話だけではなく，声の抑揚やボディタッチといった感性（feeling）に訴えるコミュニケーションが有効

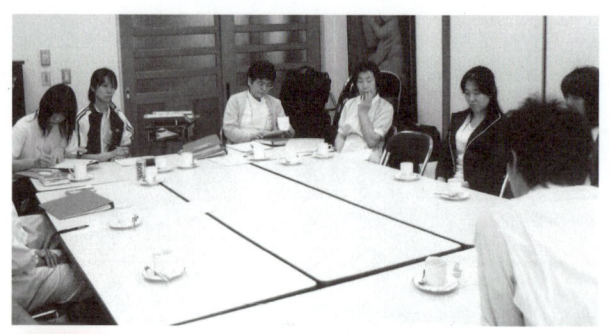

図 4-3-3　多職種連携
リハ導入が困難なケースでの環境設定は重要であるため，関係職種との会議は必要不可欠である．

であることが多い．患者が今日に至るまで歩んできた人生の道のりを尊重し，心の内面に共感していくような心理型アプローチを忘れてはならない．

3）希望につながる支援への模索

　大切な家族が認知症に見舞われたとき，その介護にどこまで希望を見いだせるだろうか．無条件に自分を受け入れてくれたはずのかけがえのない肉親が，自分の顔や名前をも忘れてしまう現実をどこまで受け入れられるだろうか．

　本節で紹介した，スープによる直接訓練が可能となった方は，拒食にとどまらず献身的なご主人の介護をも激しく拒絶していた．認知症とはいえ，毎日の奥様からの暴言に疲弊していたご主人は，スープの直接訓練が可能となった日，「お前にしてやれることがまだあったのか…」と泣いていた．このように，認知症により大切な人を見失いそうになったとき，その人にかかわれる手段があるかないかでは大きな違いがある．

　嚥下機能そのものを評価することも重要だが，機能が正常でも食事行為が成り立たないという問題は，精神疾患に起因する摂食機能障害の特徴であるといえる．

　医学の進歩によりわが国は世界最長寿国となったが，一方，介護や認知症といった超高齢社会における難題にいち早く直面している国でもある．人がその人らしく人生を全うするとはどういうことなのか，われわれに先んじて認知症に立ち向かう人生の大先輩方は，日々貴重なメッセージを発信してくれている．

（寺本　浩平）

4 恋愛妄想，関係妄想，被害妄想などで，医療者との信頼関係の構築が困難な場合

　精神科では時に，かかわりをもつ患者に何らかの妄想がみられることがあるため，われわれ医療者は，治療においてその患者個々への対応を考える必要がある．しかし，精神科領域における実際の臨床の場面での患者個々への対応は病状，個別性により異なるためその対応は難しく，患者との信頼関係を構築することが困難な場合が多い．

　このような患者とのコミュニケーションや信頼関係を構築するためには，精神科領域における「妄想」という意味を正確に捉える必要がある．

1）俗語としての「妄想」と精神科領域における妄想

　例えば，日常会話の中で「アイドルと結婚する妄想をしちゃった」と言ったとする．このような俗語としての「妄想」と，精神科領域の妄想の違いは何であろうか．

　われわれがこのような「妄想」をするときは，心のどこかで現実とは一線を引いた自分の中だけの考えだということを認識しているものである．先ほどの例では，「ほとんど間違いなくアイドルと結婚できないだろう」と思いつつ，その空想を楽しんでいるわけである．しかし，精神疾患における妄想の場合はそうではない．内容については客観的にみて誤っていても，その考えが本当であるという自分の中での確信（主観的確信）があり，そのことを考え直したり，変えたりすることができない（訂正不能性）という特徴がある．「アイドルと結婚できる」という病的な確信があり，誰が何と言おうとそれが訂正されることはない．これが精神医学における妄想の特徴である．

2）信頼関係構築の妨げとなる妄想の特徴（関係妄想，被害妄想，恋愛妄想）

　関係妄想や被害妄想は，統合失調症圏の患者の多くにみられる妄想であり，しばしば医療者と患者との間のコミュニケーションを妨げることがある．また，恋愛妄想はそれほど頻繁にみられるものではないが，これも患者との関係構築が難しくなる妄想のひとつである（表4-4-1）．

　ここで，実際に経験した複数の症例を組み合わせて，2つの事例を紹介する．

表4-4-1　3つの妄想

関係妄想	とくに意味をもたない日常的な出来事を，自分と結びつけて確信する妄想
被害妄想	自分以外の誰かから嫌がらせをされたり，危害を加えられたりするという妄想
恋愛妄想	誰かから愛されているという妄想

症例1：Aさん，男性（60歳代）

統合失調症で治療中であったAさんが，急性増悪のため入院となった．もともと歯科にも受診する予定が入っていたため，入院中に受診してはどうかと主治医が勧めると患者はそれを拒んだ．理由を問うと「自分の考えが外部に漏れるようになったのは，歯科医師が奥歯に盗聴器を仕掛けたせいに違いない」と言う．歯科医師が「そうは言っても歯が痛いのはつらいでしょう」と言うと，患者は「奥歯の盗聴器から電気が走って考えを抜かれているのだから，虫歯ではない」と答えた．

これは，歯科医師が自分の奥歯に盗聴器を仕掛けたために，自分の考えが外部に漏れるという病的体験への説明として，歯科医師に対する被害妄想が語られた症例である．歯痛という物理的な身体症状も被害妄想をベースとして説明されてしまうため，治療的な介入が困難となる．

症例2：Bさん，女性（30歳代）

精神科医が夜間の回診をした後に，担当ではない女性患者から，「話したいことがある」と呼び出された．精神科医が「夜も遅いので手短かに…」と言うと，患者はとても言いづらそうに「あの，先生にはもっといい人がいると思うんです」と切り出した．よく話を聞くと，患者はその精神科医と日中のレクリエーションで目が合った際に，精神科医が左手をさすっているのに気がついた．患者はそれを「この先生は私と結婚したがっている」と認識し，どうするべきか一人でずっと悩んでいたのだということであった．

これは，主治医ではない精神科医の些細な行動に対して妄想をもった症例である．目が合ったことや左手をさすっていたことが，何か自分に関係している意味のあることだと確信する関係妄想があり，さらにその意味するところは，自分のことが好きで結婚したいと思っているという恋愛妄想である．

これらの事例のように「○○妄想」という用語は他にもたくさんあるが，症例2のように，実際の臨床ではいくつかの妄想が組み合わさって現れることがほとんどである．診療において，その発言などを正確に記述しておくことに意味がある場合，それが何の妄想であるかを特定し，その症状をカルテに記載するのが通常である．

また，とくに統合失調症圏の妄想に多くみられるのは，「誰か自分以外の人から，自分に対して何らかの意思や行為が向けられる」という受け身の形式をとるということである．したがって，治療やケアに従事する医療者が妄想に取り込まれた際には，医療者が患者に対してそのような働きかけをしたと認識されるため信頼関係の構築が難しくなる．

症例1の歯科医師は，してもいない患者への盗聴の嫌疑をかけられ，症例2の精神科医は，してもいない患者へのプロポーズを断られている．つまり，何もしていないのにいわば「加害者」としての立場に立たされることになる．このような場合，医療者は時として嫌な気持ちになったり，腹を立てたりすることもあるだろう．患者の妄想に取り込まれる側の医療者は，自

分の行為のどのような要素が妄想に取り込まれるのかわからないため,「加害者」となることを防ぐことは難しい.そのため,このような患者と接する医療者は「何をしてよいのか」あるいは「何をしてはいけないのか」ということがわからず,ともすれば患者への対応に尻込みしてしまうのである.

3) 妄想をもつ患者への対応

(1) 否定も肯定もしない中立性

　ケースによって対応の仕方が異なるため一概には言えないが,ここでは主に統合失調症圏の不安定な患者に,コンサルテーションの立場でかかわる際の対応を論じることとする.

　妄想をもつ患者への古典的な対応は「否定も肯定もしない」ことである.「そんなことはない」「それは妄想だ」と妄想を否定する態度をとってしまいがちであるが,前述したように,そもそも妄想とは主観的確信に基づいた訂正不能な思考であり,それを正そうとするとかえって関係性を損なう恐れがある.医療者は「なるほど.そうなんですね」といった具合に,考えを相手に預けたままにしておいて批評をせず,「それは不安だったでしょう」などと,内容そのものではなく情動面への共感にとどめるとよい.このように,中立的な態度をとりつつも,その苦悩や不安に共感し,かつ支援する気持ちがあることを伝えることにより,妄想内容に左右されずに関係性を構築することを目標としなければならない[1].

　また一般に,統合失調症患者は変化に弱く,経験したことがないことは拒否しがちである.その不安感が妄想の文脈として語られることもあり,時に情動と思考内容を切り離して安心感を与える声かけのみを行うことも有用である.訴えの内容にあまりこだわらずに不安感に焦点を当てて,落ち着いた口調で「大丈夫.大丈夫」と声をかけ,自分が安全な存在であることを示すだけでも関係性が変わる可能性がある.

> **ポイント1**
> 否定も肯定もしない中立性を心がける.聞き流すことができる部分は聞き流し,苦悩や不安にフォーカスしながら支援したい意思を伝える.

(2) 患者と医療者の心の距離

　また,精神科医療者の間では,「患者の妄想に取り込まれる」などと表現するが,より長い時間,より密接に接すれば接するほど,患者の妄想に医療者が取り込まれる可能性が高くなる.このため,医療者は,患者と向き合う際に,自分と相手の心の「距離」を意識するように心がける.例えば,患者が些細な出来事にも敏感に意味づけをしてしまうような不安定な時期には精神疾患の治療を優先し,必要最低限の処置にとどめるといった「距離を置く」配慮が必要である.また,安定した時期においても,個々の患者の特性を把握してどの程度まで「距離を詰める」ことができるかを考えて対応する.妄想によって介入が困難な場合には,担当者を変更することも考慮したほうがよい場合もあるだろう.コンサルテーションを受ける側とすれば,

より親密な関係ほど是としがちであるが，場合によっては距離を置くことは決して「敗北」ではなく，それもコミュニケーションのあり方の1つである．ここで重要なのは好かれることではなく，有効な介入が行えることなのである．

> **ポイント2**
> 患者と医療者の心の距離をどこまで詰めることができるかを常に念頭に置く．親密になることばかりがよいアプローチとはかぎらない．

（3）患者の個人的特性を把握するための情報収集

その患者の個人的な特性が疾患そのものの状態によって大きく異なるため，患者との適切な距離を見極めることは非常に難しい．したがって，カルテをさかのぼるだけでなく，精神科の医師や看護師に「この患者さんってどういう人ですか？」といった具合に，雑談を通じてその患者個人の特性や傾向を聞き，過去に関係構築に苦慮したことはなかったか，どのようなサインが不安定なときのサインかなどの情報を収集するよう習慣づけることが有用である．例えば，長期入院中の患者で，長年接している看護師から〇〇ちゃんと呼ばれる人もいれば，〇〇さんと呼ばれている人もいるとする．なぜそう呼ばれるのか聞くだけでも，患者の特性を把握するための何らかの情報が得られるかもしれない．とくに口腔ケアで介入する場合には歯ブラシなどのさまざまな器具を使用するため，また，ケア中の事故を防ぐためにも，過去の危険行為の有無などを担当の医師や看護師から情報を得ることが必須である．

> **ポイント3**
> 現場のベテランにその患者に関する小話を聞こう．笑い話の中に意外に重要な情報が隠れているかもしれない．

（4）二重見当識の理解

もう1つ重要な概念として二重見当識という概念がある．患者は時として，異常な思考に基づいた病的な世界に生きつつも，正常な思考を併せもっている．その2つが同時に混在していることがあり，これを二重見当識という[2]．「自分は王様だ」という妄想がありつつも，自らテーブルを拭くなどの行動をとることができるというように，異常な思考と正常な思考を意識せずに，2つの世界で同時に生きることができるのである．したがって，かかわる医療者は，患者がもつ現実的な見当識の部分に働きかけることも重要である．

例えば，症例1の「そうは言っても歯が痛いのはつらいでしょう」という対応は，歯が痛いから歯科治療が必要だという患者の正常な思考に働きかけるアプローチといえる．このように，医療者としてかかわっている部分を冷静に前面に出すこともケースによっては効果的であり，患者と向き合う際に医療者であることがわかるような格好（白衣の着用）をしたり，医療行為だとわかる行動（聴診をする，血圧を測るなど）を必要がなくてもあえてとったりするなどの非言語的なアプローチも，関係構築に寄与する場合がある．

> **ポイント 4**
> 患者の病的でない部分を信じて,その部分に語りかける.

4) 妄想による摂食嚥下機能への影響（機能的な問題でない場合）

　妄想をベースとする思考から生じる摂食嚥下機能の障害では,摂食嚥下機能に機能的な問題はないにもかかわらず,食べようとしない,飲み込もうとしない,あるいは丸呑みするなどの異常な摂食行動により,誤嚥や窒息の危険性が生じる場合がある.その要因はさまざまであるが,例えば次のような要因が考えられる.

- 食物に対して何らかの病的な意味づけがなされる場合：例えば,「赤い食べ物を食べると死ぬ」という患者に,ケチャップを使った料理を出すと食べようとしないなど
- 摂食や嚥下という行為そのものに何らかの病的な意味づけがなされる場合：例えば,「物を飲み込むと脳に流れ込む」という妄想をもっている患者に,摂食や嚥下をさせようとすると吐き出すなど

　これらの摂食嚥下に関する異常な行動は機能的な問題というより,患者本人の意思によるものであり,なぜこのような生命にかかわるリスクのある行動をとるのか,妄想をベースとした患者個々の思考と行動を把握しておくことが必要である.

5) 精神疾患患者の口腔内環境を把握し支援することの意味

　精神科領域の患者のうち,とくに統合失調症患者では,口腔内を清潔に保つことが困難なうえに,歯科受診の機会が少ないため,国民平均よりう蝕や歯周病が多く欠損歯が多いことが報告されている[6-9].髙橋ら[10]は摂食動作に問題がある統合失調症患者のうち,現在歯数が20本以上の者は50歳代で約50％と,一般人口の65〜69歳の現在歯数に近く,口腔内環境が一般的な年齢層より悪化しており,歯を磨かない割合も一般人口を大きく上回っていたことから,当該患者の口腔保健に関するセルフケアの不十分さを指摘している.統合失調症は,早発性認知症（Dementia Praecox）と呼ばれているように,初期から認知機能が低下することが知られており,一見華々しく見える幻覚や妄想よりも,本来もっているはずの能力が失われる陰性症状による支障のほうが日常生活に与える影響が大きい.非定型抗精神病薬を用いた陰性症状の改善を視野に入れた薬物療法や,認知機能障害をターゲットとしたリハビリテーションが行われるようになっているが,まだ十分な成果をあげているとはいいがたい.

　また,口腔という極めてプライベートな領域を支援する口腔内の観察や口腔ケアには困難な場面も多い.これは,精神疾患領域の患者は口腔内を診察されることに対して不安感を抱きやすく,その対応の難しさから看護師自身も苦手意識や患者への拒否感を抱くことが多いからである.口腔内は自分で視認できないため,他の身体部分への処置と比較すると,たとえ歯科治療ではなく口腔ケアであっても侵襲性が大きい可能性がある.また,粘膜への接触を積極的に

行うというのは，時として性的な意味づけをされることがあり，患者が羞恥心を感じることも考えられる．歯科領域には「口腔ケアはコミュニケーションである」という考え方がある．精神科領域の患者においても口腔ケアはまさにコミュニケーションの一環であるが，信頼関係を築くためには時に慎重な態度が必要となる．最初から完璧にブラッシングをしてもらおうと思わず，最初は歯ブラシを口に入れるだけにするなど，その患者の様子に合わせて無理なく少しずつ時間をかけて介入することも対応策の1つである．

看護師が口腔ケアで介入するということに限界がある場合には，歯科医療従事者の協力を得ることも有用である．しかし，精神科病院内での歯科診療の充足率が低いという現状もあるため，歯科を含めた多職種による医療連携の充実も課題の1つといえるだろう．

文献

1) 中井久夫，山口直彦：看護のための精神医学．第2版，医学書院，2004．
2) 原田憲一：精神症状の把握と理解．中山書店，2008．
3) 野島啓子：精神疾患患者の摂食嚥下障害の特徴．音声言語医，45：43-44, 2004．
4) 原田俊樹：薬物療法（副作用）．臨床精神医学講座3　精神分裂病II．松下正明総編集，pp.178-206，中山書店，1999．
5) 藤原豊，大谷恭平：抗精神薬による副作用症候群　遅発性ジストニア．日臨別冊　精神医学症候群統合失調症（精神分裂病）と周縁疾患などI：188-192, 2003．
6) 浅田正佳：精神科入院患者における歯科疾患の実態―口腔ケアの遅れとその背景．民医連医療，362：61-63, 2002．
7) 向井美惠・他：精神障害者の口腔機能の健康支援　摂食・嚥下機能の先行期と準備期との関連性．口腔衛学誌，53(4)：371, 2003．
8) 中村広一：統合失調症患者の歯科診療．障害者歯，27：541-547, 2006．
9) 向井美惠：臨床編III―原疾患と評価・対処法　1章成人期・老年期の疾患と摂食・嚥下障害の評価・対処法　12 精神疾患（統合失調症）．摂食・嚥下リハビリテーション．第2版，鎌倉やよい・他編，p.307, 医歯薬出版，2007．
10) 髙橋清美・他：統合失調症患者に対する摂食時の看護観察は，摂食・嚥下機能評価と関連するのか，日赤九州国際看大 Intramural Res Rep(7)：1-8, 2009．

（阿部　仁子，齋藤　暢是）

5　攻撃性，暴言，他害があり，身体拘束中の患者への口腔ケア

1) 身体拘束とは

身体拘束とは，精神保健指定医が必要と認める場合でなければ行うことができない行動の制限であり，身体拘束を実施する間は，常に臨床的観察を行い，適切な医療および保護を確保する必要がある．身体拘束をする患者への口腔ケアは，適切な医療と保護に結びつくものである．

(1) 精神保健福祉法における規定

身体拘束とは，身体拘束以外によい代替方法がない場合において，やむを得ず行うものであ

る．精神保健福祉法は以下のように規定している（第36条）．

　1　精神科病院の管理者は，入院中の者につき，その医療又は保護に欠くことのできない限度において，その行動について必要な制限を行うことができる．

　2　精神科病院の管理者は，前項の規定にかかわらず，信書の発受の制限，都道府県その他の行政機関の職員との面会の制限その他の行動の制限であって，厚生労働大臣があらかじめ社会保障審議会の意見を聴いて定める行動の制限については，これを行うことができない．

　3　第一項の規定による行動の制限のうち，厚生労働大臣があらかじめ社会保障審議会の意見を聴いて定める患者の隔離その他の行動の制限は，指定医が必要と認める場合でなければ行うことができない．

（2）身体拘束の対象となる患者

　自殺や自傷行為，もしくは攻撃性や暴言といった他害があり，身体拘束の対象となる患者の実際は次のような場合である．例えば，壁に頭を打ちつけたり，衣服やタオルなどで自分の首を絞めるなどの自傷行為や自殺企図がある場合，また，保護室の中の器物損壊があったり，精神運動興奮が激しく，保護室の扉や壁を激しく殴ったり蹴ったり，体当たりするなどの行動があり，患者自身の安全を守れない場合や，対応するスタッフに対して暴力行為があり，身体拘束を施行しなければスタッフが安全に医療行為を実施できない場合，保護室への隔離だけでは治療介入が困難である場合などに行われる．ただし，前述のように身体拘束は，精神保健指定医が必要と認める場合でなければできない行動の制限である．

2）暴力のリスクアセスメント

　攻撃性，暴言，他害による身体拘束中の患者に看護師が暴力を受けることなく，患者にも看護師にも安全な口腔ケアを実施するには，患者が口腔ケアを施行できる状態なのか，今後どのようなリスクが生じるのかをアセスメントする必要がある．

　今後起こりうる暴力を予測する場合，患者の行動観察から暴力のリスクをアセスメントする能力が必要になるが，とくに短期的な（すなわち「24時間以内」のようなごく短時間のあいだに暴力が発生するかどうかというような）予測が重要と言われる．

　短期的予測について Linaker[1] は，暴力の短期予測指標として，①混乱（confusion），②被刺激性（irritability），③乱暴さ（boisterousness），④身体的威嚇（physical threats），⑤言語的威嚇（verbal threats），⑥物へあたること（attacking object）を指摘した．Almvik ら[2] は，これらの指標をもとに Broset Violence Checklist（BVC）を開発し，下里ら[3] が BVC の日本語版を作成している（図4-5-1）．

　BVC の日本語版は，その患者の"ふだん"の状態と比較して，上述の Linaker の6項目の行動があれば1点，なければ0点で採点する．つまり，「つねに攻撃的な口調の人がいつもと同じ程度の状態」であれば0点であるし，「いつも妄想で混乱しているけれど，暴力的ではなく今日も同じ状態」でも0点である．「暴力を起こさないいつもの状態」と比較している点が

重要である．そして合計 1 点以上，すなわち 1 項目以上が観察されれば暴力のリスクがあると判断する．これらは 24 時間での暴力を 78％の正確性で予測したとされている．

ただしここで注意しなければならないことは，予測には必ず“予測上暴力や再犯があるとされながら実際には起きない（false positive）”の存在があることだとされている[2]．つまり，可能性が高いからといって，口腔ケアの実施を即中止するということではない．攻撃性を和らげるための言語的介入や投薬を用いたうえで口腔ケアへの協力を得たり，暴力を受ける可能性を予測したうえで実施したりすることなどが必要である．

どの段階で口腔ケアを中止するか，そして，再開するのかは，個々の看護師の短期的な暴力リスクに対する経験知に依存することになる．とはいえ，身体拘束中であっても口腔ケアが実施できるように前向きに検討していくことが，質の高い看護ケアにつながるのではないかと考える．

3）身体拘束中の患者に実施する口腔ケア

（1）両上肢を拘束している場合

両上肢を拘束している場合，当然ながら，患者自身で口腔ケアを行うことはできない．つまり，拘束を外すことによって暴力行為がみられる可能性や，拘束を外して口腔ケアを行った後に再度拘束をすることに同意が得られない可能性がある．この場合，予測される暴力行為とし

The Broset Violence Checklist-BVC
BVC は 24 時間での暴力行為の予測を助ける簡便なチェックリストである．
患者 No

記録者：	患者名：
	評価日時：　年　月　日 （　深夜　日勤　準夜　）
いつもより混乱している（発言の内容がまとまらない，あるいは説明を理解しない，幻覚妄想が活発）	
いつもより些細なことに反応する，易刺激的であり，すぐイライラする	
いつもより態度が乱暴だ（ドアを乱暴に閉める，何となく乱暴，声が大きい）	
いつもより脅かすような仕草（拳に力が入り身体が緊張している）をする	
いつもより言葉が乱暴で脅かすようなことをいう（非難する，脅かすなど）	
いつもよりものにあたる（壁をたたくなどやつあたりのような）	

性　男□　女□　入院形態□

年齢　<20□　20～30□　31～40□　41～50□　>50□

使用時の注意
各項目を採点時点で観察される場合，存在する（1），なし（0）の数字で採点してください．各勤務帯の開始時にその日の担当者が評価してください．勤務での観察，評価，対象患者についての知識をすべて考慮したうえで，「新たに出現したか，普段もあるがいつもは暴力に至らない人はそれよりも激しい，のいずれかの場合」1，「認められない場合」，「存在するが，普段と同程度の場合」は 0 です．入院当初など以前に知られていない患者については評価時点で存在するかどうかのみを判断して下さい．

図 4-5-1　Broset Violence Checklist（BVC）日本語版
（下里誠二・他：Broset Violence Checklist（BVC）日本語版による精神科閉鎖病棟における暴力の短期予測の検討．精神医学 49：529-537, 2007）

て，噛みつき行為や唾をかける行為，暴言などが考えられる．上記のような暴力行為が続く場合は，口腔ケアを中止すること，あるいは口腔ケアを実施する場合は，他のスタッフの応援を検討する．また，このような暴力行為が続けば，口腔ケアを中止しなければならないことを患者本人にも伝えることが有効である．これは暴力行為を行うことによる不利益を患者本人にも認識してもらうためである．

口腔ケアを実施するスタッフは2人以上が望ましいが，1人で対応せざるを得ない状況もある．しかし，看護師と患者の双方の安全性を保障するためには，複数名で対応することが望ましい．

＜必要物品＞

吸い飲み，歯ブラシ，歯磨き粉，ガーグルベースン，タオル，オーバーテーブルなど（オーバーテーブルを置く位置として，暴力行為が予測される場合は，患者の届かない所に設置するなど，適宜工夫する）

＜実施手順＞

① 患者から口腔ケアを行うことへの同意を得られた場合，必要物品を準備し，看護師は患者の右側に立つ（看護師が右利きの場合は患者の右側に立つと実施しやすいが，看護師が行いやすい位置でよい）．
② ベッドをギャッチアップ（30〜60°）し，患者の首元にタオルをかけ，看護師が吸い飲み，ガーグルベースンを用い，含嗽を行う．
③ 看護師がブラッシングし，吸い飲みで再度含嗽を促す．
④ タオルで口元などの濡れている箇所を拭く（吐き出す際には，枕を後頭部に敷いておいたほうが，軽度前傾姿勢をとれるために患者にとって安全である）．

（2）片方の上肢および両上肢の拘束を外して行う場合

この場合，実際に口腔ケアを行うのは患者自身である．予測される暴力行為として，殴る，引っ掻く，叩く，口腔ケア用品を粗雑に扱う，胴や下肢拘束などの他部位の拘束を外そうとする，再度拘束をすることを拒否することなどが考えられる．また，まとまりのない言動が顕著な場合や，衝動性が高い場合は，看護師に対する攻撃性や暴力行為と同時に，突発的な自傷行為がみられる場合もある．例えば，タオルで首を絞めたり，歯磨き粉を飲むなどの行為である．そのため，拘束を外して行う場合，可能な限り看護師は患者から目を離さず見守ることが重要である．

口腔ケアを実施するために拘束を外す前に，拘束を外した場合に暴力行為を行わないこと，口腔ケアが終われば再度拘束をすること，暴力行為があった場合は，口腔ケアを中止しすぐに再拘束をすることなどをあらかじめ約束しておくことが望ましい．このことにより，実際に危険行為がみられた場合に，再度拘束をするための理由として患者に説明しやすくなり，これらの約束が守れないということは，現状，拘束を外すことは難しいと判断する指標にもなる．その一方で，約束が守れた場合は，口腔ケアをきっかけに早期の拘束中止，拘束解除につながることもある．

＜必要物品＞

両上肢を拘束している場合と同様であるが，本人が口腔ケアを行うため，吸い飲みではなくコップを準備する．

＜実施手順＞

① 暴力行為を行わないこと，口腔ケア終了後に再拘束をすることなどを患者と約束し，両上肢，および片方の上肢の拘束を外す（暴力のリスクが高いと判断した場合や，初めて上肢の拘束を外す場合は，一度に両上肢の拘束を外さず，片方の上肢のみ外して様子をみることも検討する）．

② 必要物品を患者の目の前にセッティングをし，ベッドのギャッチアップをする（ベッドの角度は通常 30～60°であるが，患者が好む角度も考慮する）．

③ 看護師の見守りのもとで患者が自力で口腔ケアを行う．口腔ケアに集中できない場合や，本人が自力で行うにあたって不十分な点がある場合は，適時，声かけや介助を行う．また，危険行動が予測される場合は，他のスタッフの応援を呼び，複数名で対応する．また，危険行動がある場合は口腔ケアの途中であっても，本人を説得しすぐに拘束することを検討する．

④ 口腔ケア終了後，ベッドを元の角度に戻し，上肢の再拘束をする．

（3）口腔ケアに対して拒否がある場合

口腔ケアへの拒否がある場合，時間を変えたり，スタッフを変えて促してみるなどの方法が考えられる．「含嗽をするだけでもどうですか」と声かけし，少しでも口腔ケアへの協力を得られるようにする．含嗽をするだけでも，全く口腔ケアをしない場合よりは爽快感が得られるためである．

ただし，複数のスタッフで患者の身体を固定し，スタッフによる強制的な口腔ケアは極力避けたほうがよい．強制的に口腔ケアを行うことによって，患者の看護師への陰性感情が高まり，治療関係が築きにくくなる可能性があるためである．

文献

1) Linaker OM, Busch-Iversen H：Predictors of imminent violence in phychiatric inpatients. Actapsy Scand, 92：250-254, 1995.
2) Almvik R, et al：The Broset Violence Checklist. J Interpers Vionence, 15：1284-1296, 2000.
3) 下里誠二・他：Broset Violence Checklist（BVC）日本語版による精神科閉鎖病棟における暴力の短期予測の検討，精神医学，49：529-537, 2007.
4) 包括的暴力防止プログラム認定委員会編：DVDブック医療職のための包括的暴力防止プログラム，pp.48-52, 医学書院，2011.

（藤井　隆行）

6 亜昏迷で希死念慮があり身体拘束中の患者への摂食支援

1）食事の意味

　食事には生命の維持および活動に必要な栄養素の補給という側面と食を楽しむという気分転換活動や娯楽の要素を含んでいる．身体拘束を取らざるを得ない状況にある患者は，幻覚・妄想にとらわれていたり，過度の興奮状態のために的確な状況判断が困難な状態に置かれている．このような患者にとっては，食事は単に栄養素の補給というよりも，食行動を通して外界と接触する機会や現実に起きていることを体感する機会という意味のほうが強くなる．患者にとって食事場面は味覚，嗅覚，触覚（熱い・冷たい・食感・硬い・柔らかいなど），聴覚，視覚など五感を通して現実の世界と接触するよい機会である．場合によっては，温かい，おいしいというような快の感覚を食事を通して得ることによって，興奮を和らげることも期待できる．

　われわれは生きるために食事をする．身体機能の維持や活動に必要なエネルギーの補充のための食事摂取は，自己選択・自己決定の機会にあふれている．どんな時間に，どのような食物を通して，どのような形態で，どのような場所で，誰と食事を摂るかは，個人の意思にしたがって，選択・決定している．置かれている状況によっては他者から決められたように感じることもあるだろうが，そこで最終的に食物を自分の体内に取り入れるか否かは，個人の自己決定に委ねられている．

　食事援助にあたる際には，以上のような考えを持って援助を組み立てることが必要である．摂食は単なる栄養摂取の場面ではなく，患者にとっては，自己決定の場面，現実との接触場面，快の刺激を受け取る場面となりうると考えることが精神科看護では重要な視点となる．

2）司法精神看護領域における身体拘束下にある患者の摂食支援

（1）身体拘束下にある患者の食行動に関する身体機能面でのアセスメント

　身体拘束を取らざるを得ない状況にある患者は，精神運動発作や興奮を抑えるために鎮静効果の高い薬剤を投与されることが多い．こうした薬剤は咀嚼や嚥下にも多大な影響を与える．食事摂取に伴い生じやすい誤嚥性肺炎や窒息などの合併症を引き起こさず，安全な食行動を支援するためには，投与されている薬剤の把握と食行動の関連する影響を捉えることが重要である．

　身体拘束が必要な急性症状が活発な時期において主に使用される薬剤には，オランザピン（ジプレキサ®），リスペリドン（リスパダール®），ゾテピン（ロドピン®），ハロペリドール（セレネース®），バルプロ酸（デパケン®）といったものがある．バルプロ酸を除き，これらの抗精神病薬は中枢のドパミンを遮断する薬である[1]．ドパミンを遮断しすぎると，サブスタンスP（p.58）の低下を招き，誤嚥性肺炎を起こしやすくなるおそれがある[1]．また，身体拘束の際に静脈注射として用いられるハロペリドールでは，リスペリドンなどの非定型抗精神病薬に比

107

べサブスタンスPの低下を起こす傾向が強くなる点も押さえておきたい．

　身体拘束下では，自分で自由に飲水や含嗽ができないなど口腔粘膜の保護に関する行動がとれない状況となる．薬物療法の有害反応による口渇の増大や緊張興奮による唾液分泌の抑制があるため，口腔粘膜の保護や口腔内環境の補整が保ちにくい状況が起こりやすい．口腔内の清潔を十分に保てなければ，誤嚥性による肺炎の併発のリスクが高まるため，口腔ケアが適切に行われる必要が生じる．

（2）激しい衝動性や精神運動興奮に伴う行動に関するアセスメント

　身体拘束は，その方法を取らなければ，患者や他者の安全が保持できないためにとられる対応策である．よって，身体拘束下にある患者は，幻覚・妄想などの強い病的体験に支配されているため，自己コントロールが効きにくい状況にある．食事の支援は，排泄や保清などのケアと同様に，患者との接触度合が高まる場面であるため，注意を怠ると事故につながりかねない．そのため患者・看護師双方の安全が保てるような準備と工夫が必要である．

　食事の支援の際は，患者が興奮している時にむやみにかかわることは得策ではない．無理をしてかかわると，無用な興奮と有害反応を引き起こしかねない．しかし，食欲はマズローの欲求階層で生理的要求に位置づけられ，食の未充足は欲求不満の源となる．そのため，食事時間以外でも捕食を行って，極端な空腹状態が続かないような工夫を行う．

　患者がどのような状況下（人や物，話し方，状況）で興奮しやすいかを把握し，それらの刺激を避け，患者が表現しようとしていることに注目し，どのような事柄に反応するのかを注意深く観察することが必要である．

　幻覚や妄想によって，患者が何を表現しようとしているのか，恐れであるのか，自分を守るために，他者に向けられた攻撃的な態度なのか，混乱が生じた結果としての認知のゆがみなのかについて観察と患者への確認を行う．恐怖のもととなる状況を排除し，認識しやすいような手段を用いることで無用な興奮を避けることは十分可能である．

　食事は，自らの判断で，外界のものを体内に取り込むといった現実な判断が必要な場面である．食事の場面で落ち着いた行動がみられれば，それは現実に起こることを適切に認識し対処すること，つまり自己制御能力が回復したと現れの一つだと考える．

3）身体拘束下にある統合失調症患者への摂食支援の実際

　ここでは，身体拘束下にある統合失調症患者への摂食支援について架空の事例を通して考える．

症例：医療観察法入院中の50歳代の男性

現　症

緊張型の統合失調症．亜昏迷状態にあり，強い希死念慮のために身体拘束下にある患者．幻覚（鋭利な物が人の体に突き刺さっているのが見える）と，被毒妄想や心気妄想（薬は

すべてが毒だ．体の一部が不安定な状況で付いているので，とれて死んでしまうのではないかという思い）に影響され薬物の経口服用と食事摂取が困難となっていた．身体拘束下で補液のための静脈ルートの確保および，胃チューブを挿入し，経管的に栄養補給と薬物服用を行っていた．身体拘束は5日間続いていた．

服 薬 オランザピン20 mg，塩酸ビペリデン1 mg，フルニトラゼパム2 mg

経 過

○入院当初の経過

入院当初は亜昏迷状態にあり，周囲の刺激に反応を示しにくく，時折「死んでしまう」などの言葉を発するのみであり，希死念慮がみられた．

昏迷状態後の反動で起こる衝動的な自傷他害に関する行動を防ぐため身体拘束がなされた．経口摂取ができない状態と亜昏迷状態によって口腔乾燥が著しく，口腔ケアを朝・昼・夜の3回実施した．綿棒を用いた口腔内清拭も行った．

患者は食物に関しての興味・関心は元々高かった．そのため，反応がなくても本人の傍で食物の話をするなどの介入を継続した．

○昏迷が改善してゆく経過

入院後10日目頃より，薬物療法の効果から外界に対して無反応を保ち続ける状態は部分的に改善した．自ら経口で栄養物を摂取できる場合と，閉眼し口を固く閉ざし，拒み続ける行動がみられるようになったため，常時留置していた胃チューブを抜去し，必要時に再挿入する対応に変えた．

この時点で水を飲んでもむせはなく，薬物と廃用性症候群による嚥下機能の低下はみられなかった．しかし，食事の途中でも昏迷状態に陥り，看護師の呼びかけや食べ物の匂いなどの外的刺激に反応を示さなくなることが多々みられた．さらに会話ができる状態になっても「体の一部が取れそうになる．ものを食べると，体の一部が外れて死んでしまう．だから食べられない」と食事摂取により生命が脅かされる恐怖感を語っていた．

しかし，その一方で，看護師の勧めに応じて服薬ができたり，好みのアイスクリームやチョコレートであれば口に含み，そのまま飲み込むこともできた．そこで，通常の食事摂取にこだわらず，本人にとって食べやすいチョコレートを勧めるなど，患者が食べても大丈夫という安心感を得られるようかかわり，食行動の拡大を段階的に進めた．

○昏迷の患者から興味を引き出すかかわり

介入の当初は食べることを恐れて昏迷状態となり，閉眼し口を閉ざし反応を示さなくなった．そのような場合には「Aさんの好きなミルクチョコレートですよ．甘いですよ．おいしそうですよ」「冷たいアイスを持ってきました．ほら溶けてこぼれそうです．早く食べないと，もったいない」などと興味を引くような声かけをしつつ，匂いを感じられるように口元に近づけるなどの介入を行った．また複数の看護師でベッド上に持ってきている食べ物について話をするなど，外界の様子に関心が向くようにした．さらに患者から「ポテトチップスが食べたい」と希望があった場合は，嚥下機能に影響のない範囲で提供し，希望に沿った食べ物を摂取できるようにかかわった．

一般的に臨床では，食事の導入にジャンクフードを用いることは考えにくい．しかし，患者自身が食べたいと思ったものであれば，経口摂取に結びつきやすく，食べる体験を通して患者自身が「食べ物を食べても死ぬことはない」と現実に起きていることを実感し，安心感が得られると考えたため，今回はこのような対応を行った．

　これらのかかわりを継続した結果，経口で食べ物や飲み物を取り込むことに恐れを示す反応が少なくなり，継続的な食事摂取と経口による薬物の服用が可能となった．食事場面を通して患者の行動を評価した結果，身体拘束を用いる必要がないと判断され，行動制限も解除となった．

文献

1) 長嶺敬彦：予測して防ぐ抗精神病薬の「身体副作用」，p.157，医学書院，2009．

（鳥山　哲郎）

7　スムーズな歯科診療の導入

1）歯科診療の特徴

　歯科診療は，形のよい歯冠修復物（銀歯など）や義歯などを作ることが目的なのではなく，それらを正常に機能させてはじめて意味がある．そのためには，チェアーサイドで患者に顎運動をさせながら修復物や義歯の調整をする必要があり，治療に患者の協力が不可欠である．この点が，歯科が他科の治療と大きく異なるところである．また，患者のニーズに対応するためにさまざまな材料や治療法を選択することが可能であり，それに伴って治療費や治療期間に差が生じることも歯科の特徴といえるだろう．しかし，これらの特徴ゆえに，精神疾患を有する患者ではトラブルが生じることも多い．したがって急性炎症や外傷などの緊急時を除き，歯科受診を検討する際には，①患者が従命可能で治療に協力できるような意識レベルや精神状態であるか，②歯科治療に対し患者および家族や介護者の同意が得られるかを確認すると歯科診療をスムーズに導入できる．また，歯科治療方針の決定に際しては，患者だけでなく，患者の家族や介助者などの第三者に立ち会ってもらい，「どこまで，どのような治療を行うか」について事前に同意書を得ておくとトラブルの防止となる．

2）精神疾患の歯科治療への影響

　歯科診療は，患者と診療スタッフとの対人関係のなかで行われる．精神疾患患者はコミュニケーションや対人関係の障害を有することが多く，その点で歯科診療に大きな影響を及ぼす．しかし，精神症状が重度でなければ，一般の患者とほぼ同様の歯科治療を受けられることが多い．罹患している精神疾患の特徴を理解しておくこと，また，患者との信頼関係を築くために

十分に時間をかけることがスムーズな歯科診療の導入に重要である．

3）抗精神病薬の有害反応にかかわる歯科的問題点

（1）口渇・口腔乾燥

　抗コリン作用のある抗精神病薬などにより唾液の分泌が低下した結果，口渇や口腔乾燥を生じる．患者は口渇のために甘味飲料を多飲しがちであり，唾液減少に伴う自浄性低下や口腔細菌叢の変化が，口腔清掃不良などとあいまって，う蝕，歯周疾患，粘膜疾患などを多発しやすい．また，唾液の粘膜保護作用の欠如や口腔乾燥による義歯の吸着力低下が原因となって義歯の疼痛や維持不良もみられやすい．口腔乾燥患者の口腔ケア・歯科治療時は，処置前に口角や口腔内にワセリンや保湿剤を塗布すること，愛護的な操作（大きな音を立てるなどして患者を驚かせたり，急な動作や乱暴な操作で恐怖を感じさせたりしないこと）を行うこと，低刺激性の歯磨剤・薬品を使用することなどの配慮が必要である．とくに洗口や消毒に汎用されるイソジンは，濃度によっては高刺激性で粘膜に対しての為害作用があるので使用しないほうがよい[1]．

　口腔乾燥による諸症状は，原因となる精神病薬の減量や中止に伴って軽快・消失するが，難治性である場合も多い（p.79～80）．

（2）錐体外路症状（EPS）（p.74～78 参照）

　歯科領域のパーキンソニズムとしては，舌の振戦や嚥下開始の遅延などの嚥下の準備期・口腔期に症状がみられる．口腔ジスキネジアは，口唇や舌や下顎の不随意運動としてみられ，流涎や食べこぼし，咀嚼・咽頭への送り込み障害，不随意運動により嚥下のタイミングが障害される．歯や義歯の不調がきっかけとなって生じる場合が多く，適切な義歯や嚥下補助装置の装着によって軽減・消失することもある[2]．しかし，一定の場所で一定の時間噛み合わせることができなくなることから義歯の作成が困難である場合も多い．また，その他の歯科領域の錐体外路症状（EPS）としては，咀嚼筋の異常緊張により，咬合違和感，歯痛，歯ぎしり，咬耗，顎関節脱臼，不正咬合，開咬，義歯の不調など，種々の口腔症状を引き起こす．

　錐体外路症状（EPS）の多くは抗精神病薬の減量や中止に伴って軽快，消失するが，難治性である場合も多い．

（3）傾眠・鎮静

　アドレナリン α_1 受容体とヒスタミン H_1 受容体が遮断されることで，眠気，倦怠感，意欲や集中力の低下が生じ，認知機能やQOLの低下につながることもある．摂食嚥下では随意運動である準備期や口腔期に大きな影響を及ぼし，傾眠や鎮静が強い患者では咀嚼しない，口に溜め込むなどの症状がみられる．傾眠や鎮静が強いときは従命困難であり，開口の保持や口腔内の水分保持が困難であることが多いため，歯科治療を行うべきではない．

4）精神疾患別の特徴と注意点と対応

（1）統合失調症

a. 統合失調症患者の歯科的特徴

統合失調症患者では口腔衛生への関心や意欲が乏しい場合が多く，極端な口腔衛生不良やう蝕，歯周疾患がよくみられる．また，多飲症や水中毒，抗精神病薬の有害反応による口腔乾燥もしばしばみられる．

陰性症状が強く，口唇閉鎖不全（飲食物の口唇からの漏れ，流涎．口呼吸を伴うこともある）や構音障害（ろれつが回らない），嚥下障害（食塊形成不全，咽頭への送り込み不良，咽頭残留，誤嚥など）が強く生じている場合には食形態に注意する．精神症状の日内変動が大きい患者では，朝は常食を問題なく摂取できていたが，昼には何とかゼリーを嚥下できるという状態まで機能が低下してしまうようなケースもある（嚥下反射の遅延を認める統合失調症患者では，サブスタンスP濃度が低下しているという報告がある[3]）．

b. 統合失調症患者の歯科診療上の注意点と対応

多くの患者では，健常者と同じように対応して問題なく歯科治療が行えるが，コミュニケーションが取りにくい場合は対応が難しいこともある．陽性症状や陰性症状の強い時は非可逆的な歯科治療を避け，可逆的な処置を急がずゆっくりとしたペースで進める．

（2）うつ病

a. うつ病患者の歯科的特徴

うつ気分により口腔清掃が不十分となりやすいため，う蝕や歯周疾患の多発などがみられやすい．また，抗うつ薬による唾液減少も口腔の自浄性の低下をもたらす．うつ病患者では適応能力が低下して，今まで使用してきた義歯になじめなくなることもある．

b. うつ病患者の歯科診療上の注意点と対応

患者の訴えが冗長でわかりにくく，不合理な自覚症状であっても，頭ごなしに否定せずに傾聴し，訴えを受け止めて精査する必要がある．また，本疾患の精神症状がみられるときは適応能力が低下していることが多いため，新しい義歯の作成や噛み合わせを変える処置などを避け，本格的な歯科治療は精神症状が改善した後に行うほうがよい．

精神科医と連携して自殺を予防することも大切で，箸や金属製の食具など自殺の道具として使用される可能性のあるものには注意する．また，義歯使用者ではその使用に監視が必要な場合もある．筆者は義歯を無理やり飲み込むことで窒息死を試みた患者を経験している．

（3）神経症

a. 神経症患者の歯科的特徴

恐怖症性不安障害やパニック障害は，通常は危険ではないさまざまな対象や状況に対して強い恐怖を感じて息苦しさや眩暈などが生じる障害で，歯科治療恐怖症はこれらに相当すると考えられる．

強迫性障害は，自分では振り払うことのできない強迫観念に伴う不安を鎮めるために，強迫行為を繰り返す精神障害である．強迫行為のために，スムーズな歯科診療が妨げられることがある．

身体表現性障害は，本障害に含まれるものとして心気症や疼痛性障害（心因性疼痛）などがあり，患者は長期にわたり症状を訴える．口腔内のさまざまな症状を訴えるが，それに対応する器質的所見はやはり認められない．

転換性障害は，従来ヒステリーと称されたものの一部で，心理的な葛藤が無意識のうちに運動障害や感覚障害に置き換わったものである．歯科領域では開口障害や閉口障害などでまれにみられる．転換性障害患者は意識障害を起こして転倒しても傷つかないように倒れるので，歯の破折や脱臼などは少ない（参考：てんかん患者では，発作時の転倒により前歯の破折や脱臼および歯冠修復物の脱落を生じやすい）．

b. 神経症患者の歯科診療上の注意点と対応

神経症患者は自分の症状が重篤で長期にわたっていると訴えることが多く，身体のさまざまな部位に色々な不満を訴えることが多い．患者の訴えを傾聴したうえで十分な精査を行い，原因が見い出せない場合は，主訴に対応する器質的所見がないことをわかりやすく繰り返し説明する．患者が説明に納得せず治療を強く望んだとしても，治療行為を行うべきではない．

神経症患者が精神症状と無関係な一般的な歯科診療を希望する場合は，患者が処置内容に十分に納得できたうえで歯科治療を行う．些細なことに強い不安を抱きやすいので，支持的な対応や丁寧な処置に徹する．通常の歯科処置では精神的な負担が大きいと判断される場合は，笑気吸入鎮静法や静脈内鎮静法下で治療を行うこともある．

（4）認知症

a. 認知症患者の歯科的特徴

認知症患者では自発性の低下や抑うつなどが起こりやすく，認知症の重度化に伴い食物を認識しない，食具を使いこなせないなどの問題や食物を詰め込む，飲み込まないなどの行動が認められるようになる．また，嚥下機能関連筋の協調性の低下や筋力低下，舌の攣縮などの神経学的問題によって摂食嚥下機能が障害されることもある．

口腔衛生への関心や意欲が乏しくなり，清掃道具を適切に使用できない場合が多いので，口腔ケアの介助が必要となってくる

また，自ら痛みを訴えることが少なくなるので，しきりに指で口を触る，急に食事をしなくなるなどの変化に注意し，訴えがなくても口腔内に異常がないかをよく観察する必要がある．

義歯の着脱がうまくできない場面や，義歯を外して放置する場面，義歯を外すことを拒否する場面がみられることが多い．施設では，義歯の紛失や他人の義歯を間違って装着することなどが問題になるので，義歯に名前を入れて防止するとよい．認知症患者が必ずしも義歯を使用できなくなるとはかぎらない．むしろ，不用意に義歯を取り上げたり，紛失したりして口腔環境が変化すると，患者の不穏の原因となることがある．また，新しい義歯に慣れにくいため，よく適合していた義歯が破損した場合は，義歯を速やかに修理し口腔環境をなるべく変えない

ほうがよい．一方，口腔や咽頭に麻痺がある患者や咽頭反射・嘔気反射などの反射が衰えている患者では，小さい義歯（部分床義歯）では誤飲する危険があるので，義歯の適合状態をよく評価する必要がある．また，異食の既往のある患者では，スプーンや箸などの食具，義歯や口腔清掃道具（歯ブラシ，歯間ブラシ，デンタルフロス，舌ブラシなど）の使用を見守る必要がある．

b. 認知症患者の歯科診療上の注意点と対応

多くの患者では，健常者と変わることなく対応しても問題なく歯科治療が行える．しかし，妄想，暴力行為，あるいは傾眠が強いときは歯科診療を避ける．

口腔や咽頭の含嗽と水分摂取との違いを理解できない場合も多い．水分で誤嚥を認める認知症患者ではとくに注意が必要であり，場合によっては含嗽を禁ずる必要がある．

口腔内の麻痺などにより水を口腔内に保持することが困難な患者では，しっかりした防湿や座位姿勢での診療など，できるだけ咽頭に水が流れ込まないよう注意して歯科診療を行う．

環境適応能力が低下した認知症高齢者にとって新しい環境は受け入れ難く，歯科診療時の態度を硬くさせる．このような患者では，普段の生活環境で診療を受けられる歯科訪問診療を導入することでスムーズに治療を行える場合が多い．

（5）摂食障害

a. 摂食障害患者の歯科的特徴

とくに自己誘発性嘔吐を伴う摂食障害患者では，嘔吐により歯が酸に曝されて酸蝕症や知覚過敏症，歯冠修復物（銀歯など）の脱落を生じやすい．また，抗精神病薬による唾液分泌低下や生活習慣・食行動の異常などからう蝕や歯周疾患に罹患しやすい．一度歯科治療を行っても再発し，同一部位に歯科処置が繰り返されることで歯科医療に対する不信感を覚え，治療から遠のく傾向がある．そのため，さらに口腔環境が悪化し，さまざまな歯科的問題を抱えることとなる．

b. 摂食障害患者の歯科診療上の注意点と対応

一度歯科治療を行っても嘔吐が改善しないかぎり，完治しないばかりか再発・悪化を繰り返すこととなる．精神科医と連携しながら生活習慣の改善も含めた口腔ケアプランが必要である．

5）精神疾患患者の歯科診療時の身体抑制

従命困難な患者を身体抑制して歯科治療を行うことは皆無ではないが，できる限り身体抑制せずに治療するのが一般的である．一度，身体抑制下で治療を行うと信頼関係を再構築することが非常に難しく，その後の治療が行えなくなることが多い．また，自閉症や精神発達遅滞を合併する患者では，身体接触に対し極度の拒否を示す場合があり，こうした患者では身体抑制は慎重に行うべきである[4]．

精神疾患患者への対応は，患者が安全な姿勢を保つことができるよう工夫し，歯科治療に対して患者に不安や恐怖を与えないことを重視して治療を進めていく．極度の恐怖感をもつ患者

や従命困難な状況が改善する見込みのない患者では，静脈内鎮静下や全身麻酔下での歯科治療を積極的に検討したほうがよいこともある．

6）特別な対応が必要な患者の歯科診療を行う専門診療科

多くの精神疾患患者は，一般開業医で歯科治療を行って差し支えはない．しかし，精神疾患によって生じた諸問題に特別な対応が必要な場合は，次に示すような特別診療を行う．

実施している医療機関は，各地域の歯科大学や歯科医師会，または関連学会などに問い合わせるとよい．

（1）歯科訪問診療（在宅歯科診療）

常時寝たきりの状態などであって，居宅または社会福祉施設などにおいて療養を行っており，疾病・傷病のため通院困難な患者を対象として，口腔ケアや口腔機能訓練を含むすべての歯科診療を保険治療として行うことが法律上は可能である．歯科大学だけでなく多くの一般開業医が歯科訪問診療を行っているが，受け入れ可能な患者やどこまで治療が可能であるかは，設備や歯科医師の専門によるので事前に問い合わせる必要がある．

（2）障害者歯科，スペシャルニーズ歯科

重度の不安恐怖症，極度な不定愁訴など，重度認知症・知的障害・精神発達遅滞などによる従命困難，何らかの障害を有するために診療時に特別な対応が必要な患者を対象に，口腔ケアや口腔機能訓練を含むすべての歯科診療を行う専門診療科である．

（3）心療歯科，口腔心療科，ペインクリニック

精神的な要因によって発症した歯科的症状を治療対象とする専門診療科である．歯科治療恐怖症，舌痛症，口臭症，口腔領域の不定愁訴などに対応する．

文献

1) 岩沢篤郎，中村良子：ポビドンヨード製剤の使用上の留意点．INFECTION CONTROL，11(4)：18-24，2002．
2) 細野 純・他：嚥下補助装置（Swalloaid）を適用した4例について．日摂嚥下リハ会誌，5(2)：150-156，2001．
3) Ishida T, et al：Plasma substance P level in patients with schizophrenia：a cross-sectional study. Psychiatry Clin Neurosci, 65(5)：526-528, 2011.
4) 大西智之・他：自閉症患者に対し身体抑制法を選択するための基準．障歯誌，33：632-639，2012．

（横山　薫）

第5章

精神疾患患者の摂食嚥下障害に対するチーム医療

1 チームアプローチとスタッフ教育

1）慢性精神疾患患者（とくに統合失調症患者）のセルフケアレベルの特徴

　セルフケアとは，物事を自分のために自分で行うことだといわれている．オレム・アンダーウッドの理論[※1]では，個人を生物的・心理的・社会的な存在であって，自分自身の健康を維持するための活動に責任をもつ存在と考え，セルフケアを個人の健康，安寧を維持するための自己決定を前提とした意図的な行動[1]と定義している．

　精神疾患患者，とくに慢性の精神疾患で長期入院を余儀なくされている患者は，このセルフケアがかなりの確率で障害されているといえる．その理由として主にあげられるのが，統合失調症による陽性症状，陰性症状，長期入院によるホスピタリズムである．

　精神に障害をもつ患者は，精神状態の変化に伴い日常生活が破綻し，家庭や社会での適応が困難になることが多くある．とくに統合失調症による陽性症状，陰性症状が重篤化，長期化するとセルフケアレベルは低下していく．加えて，統合失調症患者はその症状の多彩さなどから，積極的なかかわりをもちにくい現状があり，このことが患者のセルフケアレベルをますます低下させてしまう一因になっているともいえる．

　統合失調症患者への対応が困難となる理由について，患者の病識のなさや，患者のその日その時の変化に対して看護師が左右されやすいなど，かかわりに継続性がもちにくく，現実か妄想か，また健康か病気かの判断に迷うなど，問題の把握が難しいという現状がある．また，看護師が一生懸命にかかわろうとしても，患者にその意思がうまく伝わらなかったり，拒絶される場合すらある．

　そしてもうひとつの大きな理由が，施設症（ホスピタリズム）の問題である（p.24）．アンダーウッドは精神科病院におけるホスピタリズムについて，患者は，施設が要求することだけを学習し，日常生活上のさまざまな決定を看護師に依存してしまうと日常生活の決定能力を失うこ

[※1] オレム・アンダーウッド理論：セルフケアを重視したオレムの看護理論をもとにして，精神看護分野で実践できるよう，アンダーウッドが操作化したもの．

とになる[1]と述べている．短期間の入院ではこのような問題は起こりにくいが，長期入院，とくに精神科病院では10年以上入院している患者も珍しくないため，切実な問題といえる．このような理由から慢性精神疾患患者，とくに慢性の統合失調症患者のセルフケアレベルは低下しやすい．

2）慢性精神疾患患者における口腔ケアに対するセルフケア

　精神疾患患者の口腔ケアに対するセルフケアとしては，まずは口腔機能を健康に保つこと（歯磨きを定期的に行う，口腔内の痛みや異常を他者に伝える，定期的な歯科受診の必要性への理解），安全な食行動をとる（ゆっくりと食べる，よく噛む，盗食をしない，飲み込みにくさや咀嚼のしづらさなどの摂食嚥下障害の徴候を自分自身が理解し他者に伝える）ことがあげられる．これらのことは，健康な成人であれば，ごく当たり前にできるが，慢性精神疾患患者にとっては難しい．この理由としては，統合失調症の陽性症状，陰性症状の影響や長期入院によるホスピタリズム，自分の口腔内の状態に対する関心が薄いことがあげられる．とくに長期入院患者には，食べることには非常に関心が高く，食べたいという欲求は強いが，おいしいものを食べるための口には関心が向けられていないという特徴がある．そのために歯磨きなどの口腔ケアが疎かになり，う蝕や歯周病が生じる．

　一方，慢性精神疾患患者（とくに統合失調症患者）は，病識のなさや精神状態の悪化によってケアに対する拒絶や不安を表現することがあり，口腔内の適切な観察，ケアが実施されず，放置された状態となってしまうことが多い．入浴や清拭などの全身の清潔ケアは看護師が協力し，患者を説得することにより行いやすいが，口腔ケアに関しては，患者との信頼関係が構築できていないと実施するのが非常に難しい．しかし，どんなときでもあきらめることなく患者に関心を向け続け，患者―看護師関係の構築を常に念頭に置き，看護を提供していくことが患者の口腔ケアに対するセルフケアレベル向上につながる．

3）慢性精神疾患患者に対する口腔ケアの取り組みの実際

（1）精神疾患患者の摂食嚥下機能の実態調査の結果

　当院では2011年に慢性精神疾患患者の摂食嚥下機能の実態を把握するために，93名の患者のうち，同意を得られた89名の患者を対象に反復唾液嚥下テスト（RSST）と摂食嚥下障害に関する自覚症状についての聞きとり調査を実施した[2]（表5-1-1）．調査の結果から，摂食嚥下障害が強く疑われた患者は89名中14名（15.7％）であり（表5-1-2），14名のうち，70歳代が4名であった．また，摂食嚥下障害に関する自覚症状についてみると（図5-1-1），対象患者の50％以上が，う蝕があると認識しており，3割近くが歯肉の病気を自覚している．また，半数近くの患者が口渇を自覚している．口渇の原因には，抗精神病薬内服の影響が考えられる．また，一般的に，嚥下障害のある患者は，食物のむせより，水分のむせを自覚することが多いが，当院の調査では，逆の結果となっている．精神疾患患者は，短時間で掻き込むよう

に食べる食行動が特徴的である．口いっぱいに食物を入れて飲み込もうとすれば，当然むせや窒息につながる．当院の結果もそのことを証明しているといえる．その他，どの項目においても「自覚がある」と回答している患者がおり，精神疾患患者において，摂食嚥下の問題は大きいと言える．

（2）口腔ケアへの取り組み

このような現状を踏まえて，当院では，昼食前の嚥下体操，入院患者を対象とした月2回程度の口腔ケア学習会（表5-1-3）を開催している．このうち3回は歯科衛生士も参加した．

学習会には毎回平均して10人程度の参加があり，継続して参加している患者もみられた（図5-1-2）．参加者からは，歯磨きが大切なことがわかった，歯周病はこわい病気だとわかった，糖尿病や心筋梗塞にはなりたくない，気をつけて歯磨きをしている，唾液は大切だとわかった，誤嚥の危険があることがわかり，良かったという感想や，嚥下体操をしてから食べるとかえってむせるという意見が聞かれた．

患者が興味をもつように内容を工夫したり，同じような内容を繰り返し実施することで，1回の参加では理解できなかったことも少しずつ理解できるようになる．高橋は，患者に口腔ケアに対する行動の変化を促すことも大切であるが，継続的に（医療者があせらずに気長に）伝えていく責任が看護師にはある[3]と述べているように，学習会を継続して実施していくことは大切であるといえる．その他，実際に歯科衛生士にブラッシング指導をしてもらったり，歯の染めだしを行い，磨けていないところをチェックするという実技指導も取り入れながら行うことで，歯磨きに対する興味や実践に役立っている．また，学習会で歯の大切さについて学んだ結果，自分から歯科受診を希望し，院外の歯科へ通院する患者も出てくるなど，学習会の副次的な効果もみられている．

表5-1-1 対象者の属性

項目		人数
性別	男性	63
	女性	30
所属	外来	31
	開放病棟	51
	閉鎖病棟	11
年齢	20歳代	2
	30歳代	11
	40歳代	18
	50歳代	25
	60歳代	31
	70歳代	6

最少年齢21歳，最高年齢77歳，平均年齢54.28±12.67歳

表5-1-2 反復唾液嚥下テスト（RSST）の結果

反復唾液嚥下回数	最小0回～最大18回 平均　4.80±2.75回
2回以下	89名中14名（15.7%）

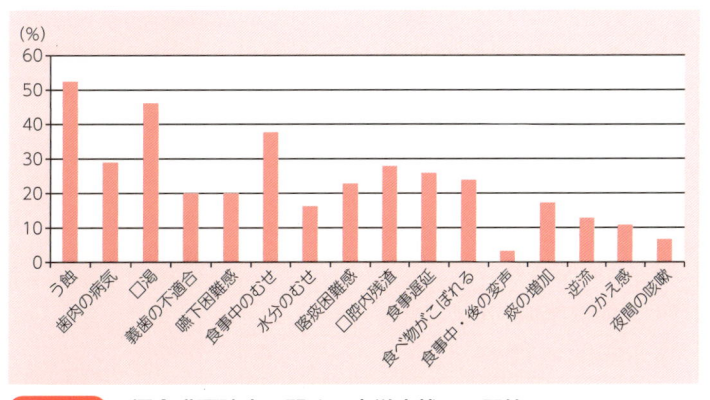

図5-1-1　摂食嚥下障害に関する自覚症状への回答

4）スタッフ教育について

（1）口腔ケアに対するスタッフの意識・実態について

　スタッフの口腔ケアに対する意識・実態について当院で平成25年度に行った記述式アンケートの結果をみてみると，歯磨きの確認をしっかり行っていない，歯痛などの訴えがない限りは口腔内を観察することがない，経鼻経管栄養の患者には歯磨きは必要ないと考えている，口腔ケアの正しい方法がわからない，口腔ケア以外の清潔ケアが実施できない患者に，口腔ケアを徹底することは困難である，口腔ケアへの意欲が低下しており，声かけしても拒否するため，十分に行えない，こだわりの強い患者や拒否のある患者に対し，口腔ケアをどこまで行うべきか疑問である，といった意見があった．

　上記のことから，当院におけるスタッフの口腔ケアの方法に対する知識不足や患者側の要因により，十分な口腔ケアができず放置されている現状や，口腔ケアに対する意識の低さが明らかとなった．

（2）精神科病院での口腔ケアの工夫

　一方，口腔ケアを徹底しようと思っても，道具が揃わないという問題がある．これは，精神科病院の特徴として，長期入院のために家族と疎遠になっていたり，すでに他界しているなどの事情により，口腔ケア用品をすぐに用意できないためである．そこで，当院では，売店で取り扱いのない口腔ケア用品を業者にカタログで注文できるようにしたり，病院近くの薬局に口腔ケア用品を置いてもらい，家族の面会時に購入を依頼したりしている．このような方法で，口腔ケアの物品の不足という問題はかなり解消されてきている．

　患者側の問題としては，例えば，多飲症や暴

表 5-1-3　平成25年度口腔ケア学習会のテーマと参加人数

回数	テーマ	人数（人）
1	歯磨きの仕方について	11
2	誤嚥と誤嚥予防	13
3	唾液について	13
4	口腔ケア　噛むことの大切さ	10
5	口腔ケアの必要性　嚥下体操	11
6	唾液について	13
7	嚥下体操について（1回目）	11
8	嚥下体操について（2回目）	11
9	誤嚥性肺炎，歯周病について	11
10	歯磨きと歯周病	3
11	歯の染めだし，ブラッシング指導	14
12	口腔ケアについて学習の振り返り	4
13	正しい歯の磨き方	10
14	誤嚥性肺炎について	11
15	唾液について	9
16	誤嚥性肺炎　歯周病について（2回目）	11

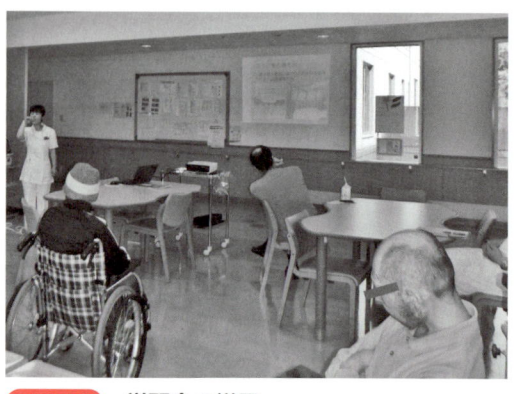

図 5-1-2　学習会の様子

力や自傷行為のリスクがある患者のベッドサイドには，コップや洗面道具を置いていない場合が多い．口腔ケアを実施しようと思っても，そこに道具がなければ，「あ，また後にしよう」と考え，結局口腔ケアがなされないまま終わってしまうことが多々ある．個々の看護師の意識の問題もあるが，このような問題を解消するために，当院では口腔ケアに必要な物品を預かっている患者には，食後に与薬するときに歯ブラシとコップを持っていき，服用後に歯磨きをしてもらうなどの工夫をしている．

　精神科病院では，精神症状による拒否や拒絶があると，看護師はケアを遂行することが困難となる．しかし，精神状態が落ち着いても清潔ケアがなされずそのまま放置されているようなことがある．患者に関心を向け，精神症状のケアだけでなく身体ケアにも目を向けてかかわることが必要である．

5）口腔ケアを実施しやすい職場づくり

　それぞれの施設において口腔ケアに関する課題が山積しているのではないかと考えるが，当院においては，まずは口腔ケアを実施しやすい環境に変えることから取り組んだ．「口腔ケアをしましょう」と言うことはたやすいが，それを確実に実施するには，環境を整えることが一番重要であると考える．そして，当院では，スタッフ向けに口腔ケアの勉強会を開催したり，口腔ケアで困っている患者の相談にのったり，実際に患者に口腔ケアを実施することで，スタッフの意識や技術の向上を図っている．

文献

1) 髙橋清美・他：精神科看護らしい口腔ケアへの探求．p.9, 精神看護出版, 2010.
2) 石橋照子・他　精神科病院入院患者における身体合併症発症のハイリスク群のスクリーニング．島根県立大学短期大学部出雲キャンパス研紀，(6)：13-21, 2011.
3) 前掲書1），p.24.
4) 長嶺敬彦：予測して防ぐ抗精神病薬の「身体副作用」．医学書院，2009.
5) 才藤栄一：摂食・嚥下リハビリテーション．第2版，医歯薬出版，1998.
6) 坂田三充・他：精神看護学．医学芸術社，2006.

（福島　素美）

2 精神疾患患者の摂食嚥下障害に対するチーム医療

1) はじめに

　精神科領域の摂食嚥下障害に関する勉強会を開催すると，「他のスタッフの負担を考えると，せめて自分の勤務帯だけは，口腔ケアをやれるところまでやっている」[1]という声を聞くことがある．精神科病棟で頑張って口腔ケアに取り組む看護師は，そうではない看護師の認識に対して悩ましさを感じることもあるだろう．

　すべての医療関係者は感情を持った人間である．看護師の場合は，24時間，365日の勤務体制で医療安全を意識しながら3度の食事を支援している．土日や年末年始に関係なく熱心に取り組む姿勢は，組織内において十分に評価されるべきと考える[2]．とくに管理者からの承認は，看護師のやる気や職務満足感の向上に影響し，チーム医療の活性化や医療の質の向上にもつながる．

　一方で，摂食嚥下支援に熱心に取り組めば取り組むほど，他のスタッフとのずれや，言いたいことが面と向かってはっきり言えないことに葛藤を抱える看護師[3]もいる．また，苦手な上司や先輩，医師，歯科医師（この限りではないのだが……）に自分の考えていることがうまく言えないため，仕事への満足感を感じにくくなったり，職業的アイデンティティの獲得が困難になったりすることもあるだろう．

　誤嚥や窒息といった重症な摂食嚥下障害は，患者の生死に直結する問題である．だからこそ，摂食嚥下に関心がある一部の熱心な看護師（例えば摂食・嚥下障害看護認定看護師）だけがすべてを担うわけにはいかないはずである．精神科医療関係者は，精神疾患患者の摂食嚥下障害の現状に対する危機感を認識し，摂食嚥下支援への取り組みを開始する必要がある．しかし，現状に対する危機意識を他の職種と共有することや，看護師同士で共有することへの困難を感じるといった意見は決して珍しいことではない．

2) アサーティブ・コミュニケーションについて

　医療安全に関する知見は成書を参考にしていただきたいが，本節では主にアサーティブ・コミュニケーションについて触れたい．医療安全の領域においてもアサーティブ・コミュニケーションの重要性が問われるようになった．アサーティブ・コミュニケーションとは，受け身的（発信せず他人の意見の受けるだけ）あるいは攻撃的（受領せず自分の意見を発信するだけ）な一方的コミュニケーションではなく，双方が相手自身あるいは相手の発言や行動を尊重しながら，自分の主張も積極的に伝えるものである[4]．

　アサーティブな表現の仕方について，平木[5]はDESC法について解説している．DESC法[5]は，D（describe）：描写する，E（express, explain, empathize）：表現する，S（specify）：相手に望む行動，妥協案，解決策などをいくつか提案する，C（choose）：選択する，の順番に

セリフを作り，事実を客観的に把握し対話の相手と共有したうえで，自分の感情を表現する．客観的事実はあっても，感じ方は人それぞれだからこそ，E（表現する）時は，「私はこのように感じます」と主語をつけて明確に表現するのである．

　患者の危機を十分に認識している（アセスメントができている）看護師が，危機を十分に認識できない他のスタッフに意見することを躊躇する場合，DESC法によるセリフの作り方は大変参考になる．

3）看護場面の実際

　Aさん（60歳代の統合失調症患者）の食後の口腔ケアの方法について，夜勤でいつもペアになるB先輩（50歳代女性）と自分（2年目看護師）の考え方はいつも相反する．Aさんは陰性症状が強いが，食事は食堂で自力摂取できるし，入浴も見守り程度である．歯磨きも声かけをすればコップと歯ブラシを持って洗面台に行くが，よく観察すると，毎度，歯を磨かずに水を飲んで帰室していた．私はAさんにもっと親切で丁寧に歯磨きの介助をしたいと思う．しかし，B先輩は夜勤でリーダーの役割を担っているため，私よりもずっと忙しそうでAさんにかかわるどころじゃない．B先輩は時折，厳しい口調でAさんを励ます場面を見て，私は意を決して自分の考えをB先輩に伝えてみた．

> **2年目看護師**：Aさん，ここ最近，夕方に洗面台にはいきますが水を飲んでいるのですよ．歯磨きの介助したほうがよろしいでしょうか？（言いながらB先輩の表情が怖くなってきて，思ったことが伝えられないでいる）
> **B先輩**：なんですって？　Aさんは飲水制限があるのに，あなたはその話をちゃんとAさんに伝えたの？！！
> **2年目看護師**：B先輩に，自分のしたいケアを伝えたつもりだったのに，怒られてしまった…（しょんぼり）

4）描写することを意識したコミュニケーションの工夫

　経験の浅い看護師の場合，自分のしたいことを他のスタッフに適切に伝えることに困難を感じやすい．とくに，自分が観察した客観的情報（DESC法のDである描写すること）を，他のスタッフに伝えることが不得手な場合もある．経験が浅い看護師には先入観（この事例の場合，B先輩が厳しいのでAさんが気の毒だといった内容）があり，問題解決の方向に導くことに時間を要している．

　このような経験の浅い看護師を指導する際には，DESC法でセリフを作らせるとよい．自分のやりたいことを直球で表現する前に，自分が何を観察したのか，つまりD（描写）のセリフを言うように指導し，次のようにセリフを工夫するよう促してみた．

> **（2年目看護師）**
>
> 　　D（描写）…B先輩，少しお話してもよろしいですか？　Aさんは19時ごろに私が声かけをすればコップと歯ブラシを持って洗面台に行きますが，歯を磨かずに水だけを飲んで帰室されるようです．
>
> 　　E（表現）…私はAさんに歯磨きの支援をしたいなと思います．でも，陰性症状があるのでいろいろと介入しすぎることが依存度を高めてしまいそうで，そこの判断基準に自信がありません．
>
> 　　S（提案）…看護師から意図的に介助したほうがいいでしょうか，自主性に任せてもう少し見守りを続けたほうがいいでしょうか．
>
> 　　C（選択）…先輩はどう思われますか？

（B先輩）

え！！　Aさんはコップと歯ブラシを持って洗面台に行っていたから，私は自分で歯磨きしているものだとすっかり思い込んでいたのよ．歯を磨かずにいたことは想像もしていなかったわ．あなたから情報をもらってよかったわ．

（2年目看護師の所感）

B先輩のセリフを聞いたときに，私は歯磨きをしていないことを知っていたのは自分だけであったことにはじめて気がつき，情報をきちんと発信できていない自分のコミュニケーションのくせを振り返ることができた．

5）双方向性のコミュニケーション

アサーティブ・コミュニケーションによって，一方的コミュニケーションではなく，双方が相手自身あるいは相手の発言や行動を尊重しながら，自分の主張も積極的に伝えることを期待したい[6]．とくに摂食嚥下障害への支援は，切れ目のないチーム連携が必要なため，このようなコミュニケーションをとるように普段から意識づけることが重要と考える．

文献

1) 髙橋清美：口腔ケアは「気持ちいい」んです！　私が口腔ケアにはまった理由．精神看護，16(2)：38-43, 2013.
2) 髙橋清美：看護師から見た抑うつ（特集　災害と支援者の抑うつ）．Depression Frontier, 11(2)：23-30, 2013.
3) 髙橋清美，福本優子：精神科看護師の口腔ケアリフレクション．日本精神保健看護学会24回学術集会抄録集，2014.
4) 東京慈恵医科大学付属病院医療安全管理部・他編集：チームステップス【日本版】　医療安全—チームで取り組むヒューマンエラー対策．pp.28-29, メジカルビュー, 2012.
5) 平木典子・他：ナースのためのアサーション．pp.88-91, 金子書房, 2002.
6) 髙橋清美編著：はじめての看護実習　基礎からステップアップ看護コミュニケーション．へるす出版, 2014.

（髙橋　清美）

Column

看護師同士の連携を
大切にするための3つの工夫

チーム医療を行ううえでの摂食・嚥下障害看護認定看護師の役割とその工夫

　チーム医療とは「一人の患者に複数のメディカルスタッフ（医療専門職）が連携して，治療やケアにあたること」とされている．摂食・嚥下障害看護認定看護師に期待される能力の一つとして，「他職種と積極的に協働し，チーム医療としての摂食嚥下リハビリテーション（以下リハ）を推進するための役割をとることができる」と謳われている．

　認定看護師が活躍する現場は，病院，施設，地域と多様化しており，1症例にかかわる職種の数だけではなく，医療者数そのものが増加傾向にある．地域連携が注目されている現在，認定看護師は，他職種間のコーディネーターとしての役割が求められることはもちろんのこと，看護師同士の連携をとる役割を担うことも重要だと考える．

　認定看護師は，専門分野における医療チームの一員である看護師としての視点と，病棟や外来，施設，在宅などの看護業務を遂行する現場看護師としての視点の2つを備えなければならない．つまり，専門的リハの必要性を実感している一方，患者と寄りそう看護の現場においてマンパワーや時間に限りがあることを十二分に理解している立場にある．相反する立場で生じるもどかしさは，多くの認定看護師が感じているのではないだろうか．「誰でも同じように行えて」「有効性を感じやすく」「無理なく継続できる」リハを提案するためには，当たり前のことではあるが「現場を知ること」が大切である．ここでは，筆者自身が認定看護師として大切にしている3点について述べたい．

①日常的に患者にかかわっている看護師の話を「手を止めて」よく聞く

　患者の自覚症状だけでなく，日頃から患者と接している看護師の「何かが違う」と感じる症状，感覚が嚥下障害のサインとして大切である．患者は，必ずしも自覚症状として感じていることを医療者に対して明確に伝えてくれるとは限らない．そのため，患者―看護師間，患者家族―看護師間の関係とは違う，同じ看護師同士だからこそわかり合える，医療者としての感覚を共有してほしい．

②現場看護師に摂食嚥下障害分野の看護計画を依頼する際には，大切な視点を1つだけ明確にしたうえで，現場の看護師と「相談」をする

　認定看護師として考える理想的な介入方法（選択した訓練やかかわり方，介入回数など）はあるが，現場の負担になると，「認定看護師が来ると忙しくなる」と煙たがられる存在になりかねない．看護計画を立案することで業務量が増えるため，介入し

やすい時間，場面，必要物品などを現場看護師と相談する．ただし，負担軽減に重点を置きすぎないように，確実に伝えたい視点を明確にしたうえで現場看護師と相談することで，訓練の目的や必要性を現場にも理解してもらいやすくなる．

③モチベーションをあげるために成功体験を増やす

　些細なことでも結果が出ていることは，患者だけでなく，現場看護師に伝えるようにする．看護師が自分たちのかかわりの成果を感じることで，次もやってみようという気持ちになることを目指す．また，摂食嚥下障害に興味をもっている看護師や現場のリーダー的な存在である看護師にリハの方法などを伝えることで，現場が看護に主体的に取り組むためのモチベーションそのものをあげていくことがカギである．

〔鈴木　愛〕

第6章 リスクマネジメント

1 精神科での摂食嚥下ハイリスク要因とその予防

1）窒息のリスクと摂食嚥下に関連した問題

　2011（平成23）年度の厚生労働省の人口動態統計によると，不慮の事故による死亡は死因別では第6位で，41,031人である．そのうち，窒息による死亡数は10,338人と交通事故死よりも多く，窒息事故死の約5割が食べ物による窒息であり，その約8割が乳幼児と高齢者で発生している．乳幼児では摂食機能の未熟さが，高齢者では摂食機能の衰えが，窒息の原因となっている．

　しかし，精神疾患患者では，反復唾液嚥下テスト（RSST）や改訂水飲みテスト（MWST）の結果に問題がない患者でも窒息事故を経験することも多い[1]．むしろ精神科病棟では，ムース食などの嚥下調整食を摂取している患者よりも米飯・常菜食や軟菜食を摂取している患者に窒息が多いのではないかと筆者は感じている．

　一見，摂食嚥下機能に問題のない患者に窒息事故が起きているようにみえるので，「摂食嚥下機能障害の重症度≠窒息のリスク」と考えたくなるかもしれない．誤嚥は主に咽頭期の障害によって生じ，誤嚥物が気道を閉塞させれば窒息となる．しかし，窒息は咽頭期の障害だけでなく，認知期，準備期，口腔期，食道期における障害も深く関与しているので嚥下反射の惹起能力だけでは窒息のリスクは評価できない．

　摂食嚥下機能評価の問診票やスクリーニング検査は，脳梗塞・脳出血後や腫瘍術後などの嚥下自体に問題がある患者を想定して，誤嚥の有無を中心とした咽頭期の評価が多い．また，食介助の要否の観点から作成されているため，自食できる患者や常食を摂取できる患者は訓練や介入の対象外となってしまっているのが現状である．

　精神疾患患者では，咽頭期の障害がなくても咽頭期以外の障害が重篤である場合があり，咽頭期以外の摂食嚥下評価にも注目すべきである．

2）精神疾患患者の窒息のリスク要因と予防

（1）食物による窒息

　咽頭期だけでなく，認知期，準備期，口腔期，食道期における問題も窒息のリスク要因となり得るため，いずれかに問題がある場合は窒息ハイリスク患者として対応する．

　表6-1-1 に食物による窒息の一般的な原因と予防について示す（疾患・年齢に関係なく適用可能）．誤嚥がみられる患者では嚥下しやすい食形態（まとまりがよく，すべりのよい形態）とするが，軟菜食や常菜食を摂取できる患者では，凝集性・付着性がともに高い食品や，付着性・変形性がともに低い食品は避ける．咽頭期の問題がない場合でも，咀嚼能の低下（歯の欠損，舌筋や咀嚼筋の筋力の低下，口腔ジストニア，口腔ジスキネジアなどによる）がみられる患者では，咀嚼能に見合った食形態にする．また，輪状咽頭筋弛緩不全などによる上部食道通過障害や食道アカラシアなどによる下部食道通過障害を有する場合，液体やゼリーは通過してもそれ以上の粘度や硬さのある食品は通過しないことが多い．

　重度の摂食嚥下障害のため禁食あるいはゼリー食を摂取していた患者が，全身状態や精神症状の回復によって摂食嚥下障害が改善し食形態を上げることを検討する場合，咽頭期以外の摂食嚥下障害の評価と対策も十分に行う必要がある．

（2）食物以外による窒息

　食物以外による窒息の原因として異食症があげられる．異食の対象物は，釘や小石，糞便，トイレットペーパー，おむつ，衣服，寝具などさまざまであり，これらの摂取された異物は，窒息だけでなく消化管の損傷やイレウスの原因にもなる．異食症の治療は確立されていないが，児童・青年期の精神発達遅滞を伴う異食症に対しては，応用行動分析を用いた治療介入（人間の行動は学習によって獲得されたものであり，不適応な行動は誤った学習の結果として起こるという考え方に基づいて，望ましい行動を教え，望ましい行動を維持・一般化させ，問題行動

表6-1-1　食物による窒息の原因と予防

食形態	**（窒息しやすい食物）** ・凝集性，付着性がともに高い：餅，米飯，パン ・付着性，変形性がともに低い：こんにゃく，里芋煮，ナッツ類 **（予防）** ・窒息しやすい食形態を避ける，細かくする，軟らかくする
摂取方法	**（窒息しやすい摂取方法）** ・食事中に寝てしまう（覚醒状態が低い） ・食事に集中していない，しゃべりながら食べる ・一口量が多い，早食い，詰め込み，丸呑み（咀嚼しない） ・咀嚼できない，ばっかり食べ（一品ずつそればかりを食べる） **（予防）** ・覚醒状態が良い時に食事をする ・食事に集中できるよう食環境を整える，捕食時に声をかけない ・ペーシング指導（ゆっくり食べる，一口量を少なくする，よく噛む） ・咀嚼能にあった食形態にする，ばっかり食べをやめる

を減らす方法）が効果的であるとする報告[2]）がある．

　異食の既往がある患者では，窒息の危険のある物品を患者の傍らに置かないような環境をつくり，空腹を感じないよう食事量と食事時間を調整し，必要に応じて糞便に異物の混入がないか確認する．しかし，異食行動が続く場合は，やむを得ず身体拘束や行動制限を行うことも多い．

3）精神疾患患者の誤嚥のリスク要因と予防

　誤嚥で一番問題になるのは誤嚥性肺炎である．しかし，誤嚥を起こしただけでは肺炎にまでには至らない．誤嚥性肺炎のリスク因子として図6-1-1に示す3項目があげられ，これらの因子が複合して肺炎を発症する．

　誤嚥性肺炎の治療として抗菌薬の投与が行われるが，これ自体は根本的治療にはならず，誤嚥性肺炎のリスク因子が解消しなければ再発する可能性がある．

（1）嚥下機能・喀出能の低下

　精神疾患患者では，前日まで常食を問題なく摂取できていた患者が，全く咀嚼できなくなってゼリー食まで食形態を下げなければならないことがある．逆に，向精神薬の内容や量の調整などによって劇的に症状が改善することもあるため，タイムリーな対応が必要である．したがって，①ろれつが回らない，②湿性嗄声，③流涎などの症状が現れた際は，すぐに摂食嚥下障害のスクリーニング検査を行って食形態（飲水を含む）を見直す必要がある．

　喀出能が低下して咽頭に痰が貯留しがちな患者では，仰臥位にしない，または仰臥位であっても頭部は挙上させるなどして排痰しやすい姿勢をつくる．精神症状の悪化などにより患者を身体拘束する場合はとくに注意が必要である．頭部が水平なまま仰臥位で身体拘束された患者は痰を出したくとも排痰できず，苦しくても身動きすらとれない状態であることを忘れてはな

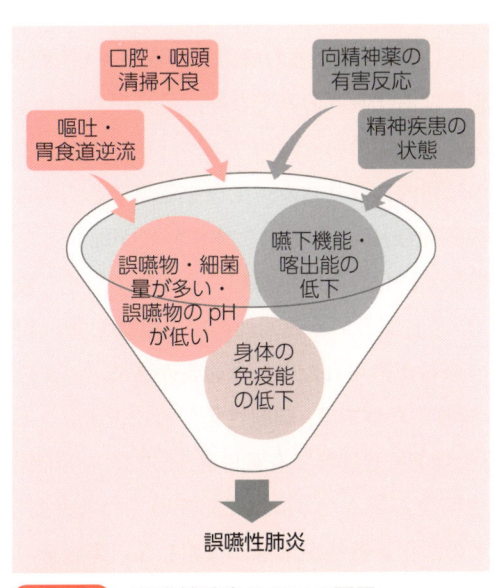

図6-1-1　誤嚥性肺炎のリスク因子

らない．積極的な排痰が必要な場合は，こまめな口腔・咽頭部の吸引や体位排痰法（体位ドレナージ）を行う．

また，嚥下反射や咳反射の減弱が重度である場合や不顕性誤嚥を認める患者では，抗パーキンソン薬であるアマンタジン塩酸塩[3]やレボドパ製剤[4]，降圧剤の ACE 阻害剤[5]，抗血小板剤のシロスタゾール[6]の投与が嚥下反射や咳反射の改善に有効である．

（2）誤嚥物が多い，誤嚥物内の細菌量が多い，誤嚥物の pH が低い

嚥下障害が重篤で誤嚥物が多い場合，口腔・咽頭の清掃不良で誤嚥物内の細菌量が多い場合，誤嚥性肺炎を発症しやすくなる．また，嘔吐や胃食道逆流による誤嚥では誤嚥物の pH が低いために肺炎が重篤になりやすい．

嚥下障害が重篤である場合，嚥下訓練は間接訓練から開始する．直接訓練を行うとしても，嚥下しやすいゼリーや細菌が繁殖しにくい氷のかけら，代用糖で作られた食品を用いて慎重に進めていく．また，誤嚥物内の細菌量を減らすため，直接訓練の前後に口腔や咽頭の清掃を十分に行う必要がある．

嘔吐や胃食道逆流による誤嚥性肺炎の予防としては，経管栄養などの食後に約 2 時間以上，座位またはベッドアップを保つ[7]．また，ゆっくりと摂取する（経管栄養であれば注入速度を速くしない）ほうが逆流しにくく，摂取する内容も液体より半固形物のほうが逆流しにくい．

（3）身体の免疫能の低下

免疫能の低下も誤嚥性肺炎を起こしやすくする要因の 1 つである．

免疫能は栄養状態によって大きな影響を受ける．低栄養状態下では抗体や補体による体液性免疫は変化しないものの，T 細胞を中心とする細胞性免疫が低下することが知られている．とくに 60 歳以上の高齢者では，健常であっても栄養状態が低下する傾向があり，それに伴って T リンパ球と成熟 T 細胞が有意に減少する[8]．

免疫能の低下に対する対応は，低栄養状態の解消となるが，経静脈栄養（PN）と経腸栄養（EN）は同じ効果を生まない．腸管は消化吸収のみでなく，免疫にも大きく関与している．腸管関連リンパ組織は，全身のリンパ系組織の約 6 割のリンパ球や抗体をもつ人体最大の免疫臓器であり，生命維持に必要なものは体内に取り込み，生命を危険にさらす可能性のある病原細菌などは排除する働きをもつ（腸管免疫）．しかし，生体に侵襲が加わったり，長期の絶食などが生じたりすると腸粘膜が萎縮し，消化吸収障害が起こるだけでなく，腸管免疫能が低下してしまう．ラットを用いた研究で，5 日間という短期間の中心静脈栄養（TPN）管理であっても，腸管粘膜の萎縮や免疫機構の破綻がみられたという報告がある[9]．また，食道がん患者に術前から TPN 管理した群と EN 管理した群では，細胞性免疫能を表すリンパ球の幼若化反応（Concanavalin A による刺激反応）は EN 管理群で有意に高かったという報告がある[9]（図 6-1-2）．

したがって，腸管免疫を回復させるためには EN 管理での栄養投与が有利である．しかし，腸閉塞や広汎性腹膜炎などの消化管機能が正常に機能しない場合や，心・腎疾患が重篤でエネルギー・水分出納を厳密に計算しなければならない場合では PN 管理が有利である．

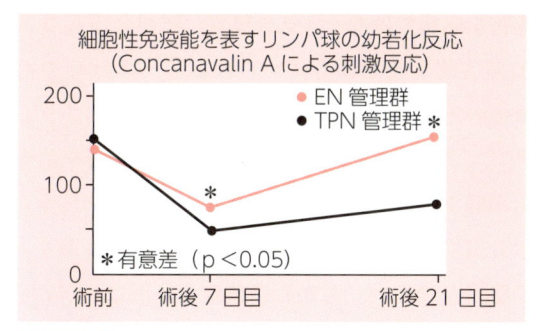

図 6-1-2 食道がん周術期の細胞性免疫能の比較

(野村秀明：生体における腸管免疫の重要性— 臨床栄養法（経静脈栄養，経腸栄養）に関する検討—．神戸常盤大学紀 4：1-9, 2011)

3）食事に伴うリスク

　精神疾患を有する患者において，窒息や誤嚥以外の食事に伴うリスクとして，著しい偏食，多飲症，水中毒などがあげられる．

（1）著しい偏食

　偏食は，広汎性発達障害（自閉症など），統合失調症，認知症患者によく認められる．これらの患者ではさまざまな障害が複合的に存在し，偏食の原因を突き止めることが難しいが，広汎性発達障害では五感のいずれかに感覚異常（多くは過敏）がみられ，とくに嗅覚・味覚・口腔感覚の過敏が偏食を引き起こすとの報告がある[10]（参考：広汎性発達障害児の内臓感覚異常は過敏性腸症候群や情動と関連がある[11]）．偏食は制止困難であり，また放置されやすい．しかし，著しい偏食は栄養不良につながりやすく，一見栄養不良にみえない患者でもビタミンやミネラル不足に陥っていることがある．

　慢性アルコール依存症患者が栄養失調に陥ると，ウェルニッケ脳症[※1]やコルサコフ症候群[※2]などを発症しやすい．しかし，アルコール依存症患者に特有なものではなく，著しい偏食が慢性的にみられる患者も同じリスクを抱えている[12,13]．また，偏食による亜鉛不足が脳細胞の障害を引き起こし，認知症の一因となり得るという報告もある[14]．したがって，著しい偏食がみられる患者には，原因が明らかであれば原因に対応した指導（例：口腔感覚の過敏に対しては脱感作療法[※3]）を行い，また，偏食によって不足する栄養やビタミン，ミネラルを予測してそれらを補うような栄養指導が必要である．

（2）多飲症と水中毒

　多飲症患者の6〜8割は統合失調症であり，統合失調症の入院患者の約2〜3割にみられる[15]．

[※1] ウェルニッケ脳症：ビタミン B_1（チアミン）の欠乏によって起こる脳症で，意識障害・眼球運動障害・運動失調がみられる．
[※2] コルサコフ症候群：栄養失調に起因する脳の機能障害により健忘症状がみられる．
[※3] 脱感作療法：過敏症状を有する部位にしたがって，肩→頸部→顔面→口唇→臼歯部歯肉→前歯部歯肉の順に手指などで軽い圧をかけて過敏症状を改善させていく方法である．

しかし，統合失調症に特有な症状ではなく，気分障害，精神発達遅滞，認知症，頭部器質疾患，アルコール依存症，摂食障害患者などにも認められる[16]．多飲症の治療は早期発見，早期介入が大切であるが，多飲症の定義はさまざまであり，着目すべき点がはっきりしないために診断や発見が難しいのが現状である．ここでは，川上ら[16]の定義を紹介する．多飲症とは飲水に関するセルフケア能力が低下しているために，体重が顕著に増加するほどの飲水をしてしまうことであり，過剰な水分摂取により日常の生活にさまざまな支障をきたすことである．多飲症患者は向精神薬の長期服用者に多い．しかし多飲症の原因は，①ストレス・心因によるもの，②精神症状，常同行為によるもの，③抗利尿ホルモンの分泌異常によるもの，④口渇中枢や浸透圧を感知する部位の脳の器質的な変化によるもの，⑤遺伝子の多型性によるもの，⑥過度の喫煙によるものなどさまざまな説があり，抗精神病薬による影響ばかりではない（未治療の精神疾患患者にも多飲症・水中毒の報告例がある[17]）．水に対する依存状態という意味合いで多飲症患者を水中毒患者と呼ぶのは誤りである（多飲症≠水中毒）．水中毒とは多飲症により誘発されるもので，希釈性の低ナトリウム血症による諸症状を呈している状態である．血漿浸透圧の変化により脳浮腫を起こすことから，さまざまな神経・精神症状を引き起こす．多飲症および水中毒のモニタリングは，①精神症状の観察，②日内体重変動率（Normalized Diurnal Weight Gain；NDWG），③血清ナトリウム値などで行う．NDWG は，朝の体重を基準に測定時が何％増減した状態かを計算したもので（X 時の NDWG＝（X 時の体重－朝の体重）÷（朝の体重）×100），多飲症および水中毒の重症度によって1日に3～5回測定する．

　水中毒の重症度と対応法を表6-1-2に示す．

　スポーツ飲料で水中毒が予防できるかどうかは賛否両論がある（スポーツ飲料に低ナトリウム血症の予防効果があったとする報告[18]，効果がなかったとする報告[19]，スポーツドリンクの多飲による水中毒の報告[20]などがある）．スポーツ飲料に含まれるナトリウム濃度は20～482 mg/L（0.9～21.0 mEq/L に相当）と低濃度であり，ナトリウム濃度400 mg/L のスポーツ飲料1本（500 ml）あたりの食塩は約0.5 g である[21]．したがって，食塩4.5 g 摂取するのに要

表6-1-2　水中毒の重症度と対応法

重症度	症状	対応
軽症	・体重増加が1日のうちに4％前後増加 ・ろれつが回りにくい ・イライラする（易怒的） ・頭痛，胸やけ，むくみ ・頻尿・夜尿	・必ずしも行動制限の必要はない ・穏やかな飲水制限と排尿指導
中等症	・体重の急激かつ大幅な増加 ・意思疎通困難 ・もうろう状態，あるいは激しく興奮・暴力的 ・水分の嘔吐，多量の尿失禁 ・幻聴，失調様歩行，四肢の痙攣，振戦	・行動制限または監視 ・重症化しないための患者教育
重症	・意識障害（昏睡） ・低ナトリウム性脳症 ・痙攣発作，循環不全，肺水腫	・集中的な医療的介入が必要

（川上宏人：多飲症・水中毒，医学書院，pp.18-20, 2010 より改変）

するスポーツ飲料は約4.5Lとなり，スポーツ飲料で水中毒の重症化を予防するのは現実的ではない（表6-1-3）．また，食塩の補給をすれば水分制限をしなくてよいわけではない．多飲による多尿は，向精神薬の排泄を促す結果となり，向精神薬の効果を減少させて精神症状を悪化させるため注意が必要である．

表6-1-3 体重増加で推測される血清ナトリウム値と対応

日内体重変動（NDWG）	推測される血清ナトリウム値（mEq/L）	対応
0～3%	140～134	とくになし
3～5%	133～130	水分制限
5～7%	129～126	水分制限と食塩4.5gの経口摂取※
7～10%	125～120	隔離を含めた水分制限と食塩4.5gの経口摂取，2時間後に再び食塩4.5gの経口摂取※
10%～	120以下（死亡事故の多くは110未満）	経静脈的にゆっくり補正（痙攣発作の予防）※

※食塩の負荷が好ましくない場合は水分制限のみ（川上宏人：多飲症・水中毒，医学書院，pp.18-20，2010より改変）

文献

1) 髙橋清美・他：統合失調症患者に対する摂食時の観察は摂食・嚥下機能評価と関連するか．日赤九州国際看大 Intramural Res Rep, 7：1-7, 2009.
2) 新井慎一：児童・青年期の精神障害治療ガイドライン（新訂版），異食症・反芻性障害．精神科治療学，23：218-221, 2008.
3) Nakagawa T, et al：Amantadine and pneumonia. Lancet, 353：1157, 1999.
4) Kobayashi H, et al：Levodopa and swallowing reflex. Lancet, 348：1320-1321, 1996.
5) Sekizawa K, et al：ACE inhibitors and pneumonia. Lancet, 352：1069, 1998.
6) Loeb MB, et al：Interventions to prevent aspiration pneumonia in older adults：a systematic review. J Am Geriatr, 51(7)：1018-1022, 2003.
7) Matsui T, et al：Sitting position to prevent aspiration in bed-bound patients. Gerontology 48(3)：194-195, 2002 May-Jun.
8) Kawakami K, et al：Reduced immune function and malnutrition in the elderly. Tohoku J Exp Med, 187(2)：157-171, 1999.
9) 野村秀明：生体における腸管免疫の重要性─臨床栄養法（経静脈栄養，経腸栄養）に関する検討─．神戸常盤大学紀，4：1-9, 2011.
10) 神尾陽子：発達障害者支援のこれから　自閉症とアスペルガー症候群を中心に】ライフステージに応じた支援の意義と，それを阻むもの．精神科治療学，24(10)：1191-1195, 2009.
11) 福土　審：【脳神経系の情報伝達と疾患　さまざまなシグナル伝達因子の異常が引き起こす精神疾患・発達障害・神経変性疾患のメカニズム】神経回路・システムの障害　内臓感覚の異常と病態．実験医学，28(5)：679-684, 2010.
12) 床並房雄：ウェルニッケ-コルサコフ症候群の1例．しょうけん：浜松労災病院学術年報2011：50-52, 2012.
13) 中島園子・他：著しい偏食により Wernicke 脳症をきたした3歳女児例．子どもの心とからだ，22(2)：103, 2013.
14) 高瀬敏幸・他：低カルシウム・マグネシウム飼育ラットにおける亜鉛の動態と亜鉛の認知症への関与についての一考察．Therapeutic Research, 29(10)：1829-1835, 2008.
15) 不破野誠一：慢性の精神障害に伴う多飲水患者の発見について─多飲水関連行動によるスクリーニング調査を中心として─．精神治療学，9(10)：1121-1130, 1994.
16) 川上宏人：多飲症・水中毒，pp.18-20，医学書院，2010.

17) Illowsky BP1, Kirch DG：Polydipsia and hyponatremia in psychiatric patients. Am J Psychiatry, 145 (6)：675-683, 1988.
18) Quitkin FM, et al：Electrolyte-balanced sports drink for polydipsia-hyponatremia in schizophrenia. Am J Psychiatry, 160(2)：385-386, 2003.
19) Goldman MB1, et al：Do electrolyte-containing beverages improve water imbalance in hyponatremic schizophrenics? J Clin Psychiatry, 55(4)：151-153, 1994.
20) 野坂宜之・他：けいれんを主訴に来院し心因性多飲症と診断した2例. 小児科臨床, 63(2)：317-321, 2010.
21) 武政睦子・他：市販飲料水のナトリウム, カリウム, カルシウムおよびマグネシウム含有量の実態について. 川崎医療福祉会誌, 18(1)：305-314, 2008.

（横山　薫）

2 医療安全管理

1）医療安全管理の考え方

（1）インシデント・アクシデントとは

　医療安全管理のなかで使われる用語に「ヒヤリハット」がある．本用語は，口語表現の「ヒヤリとする」と「ハットする」という2つの言葉を組み合わせた労働災害安全対策の分野から生まれた言葉である．この2語は行動のなかで危険が生じたときに咄嗟に生じる感覚を表現したものであり，医療安全管理のなかでは医療ミスが生じそうになった事象について「ヒヤリハット」が使われる．

　近年は「ヒヤリハット」とほぼ同義語としてインシデント（incident）が使われるようになった．インシデントとは，病院内で起こった医療行為を含むすべての事象のうち，患者，外来者および職員などの人身の安全に悪影響を及ぼす恐れがあるものであり，実際には人身の安全が保たれた状態をいう．これに対してアクシデント（accident）は，病院内で起きた医療行為を含むすべての事象のうち，患者，外来者および職員などの人身の安全に悪影響を及ぼしたものである．端的にいえば，医療事故が起こる一歩手前がインシデントであり，不幸にも起こってしまった医療事故がアクシデントである．

　ハインリッヒ（Heinrich HW）は，インシデントとアクシデントの関係について労働災害を調査し，1件の重傷事故の背景には，29件の同種の軽傷事故，300件の傷害のない事故が存在し，さらに数千，数万件の危険な事象が存在していたと報告している．同様に，フランク・バード（Frank EB Jr）も，重傷事故1件に対し軽傷災害10件，物損事故30件，ヒヤリハット事例が600件存在していたと報告している．これらの結果は，アクシデントの背景には，膨大なインシデントが存在しており，不安全運動，不安全行動が常に存在することを示している．このことは，医療事故でも同様であることを認識しておくことが重要である．このように，実際にアクシデントに至る過程には多くのインシデントが存在し，不幸にもインシデントの誤りの連鎖（エラーチェーン）が起こるとアクシデントにつながる．多くのインシデントについて情報収集・分析を行うことで，どの部分に欠陥・問題があるかの精査が可能となり，精査した内容

をフィードバックすることでインシデントを防止することが可能となる．これが後述するインシデントレポートの作成につながることとなる．

（2）インシデントレポートの実際と流れ

インシデントレポートで報告すべき範囲を表6-2-1に示す．報告すべきかどうか迷うときには報告することを選ぶ．インシデントの中で，医療者側に過失があり，患者にある程度の傷害が生じた場合，アクシデントとなる．患者の「ある程度以上の傷害」とは，入院期間の延長，外来患者の入院など患者が明らかな実害を被った場合である．傷害への影響レベル（表6-2-2）では，レベル3b以上の場合をアクシデントとする．実際には，明らかなアクシデントを除いて，インシデントレポートで報告された事例がアクシデントか否かを判定する組織を院内に設け判定することが必要である．

インシデントレポートは，すでに発生し顕在化したリスクについて報告するのではなく，「未遂に終わった事象」「ヒヤリハットした経験」など，医療者が危険を少しでも感じた事柄についてレポートすることが重要であり，日常に潜む些細な危険性を見過ごさない意味もある．従来の事故報告書は，事故の責任を明確にし，事故に対する反省を促す意味合いが強かったが，インシデントレポートは，発生時刻，処置内容，処置を行った時の周辺状況などについて詳細に記載し，そこ潜むリスクを精査する．インシデントレポートの意義・重要性が認識され浸透すると，報告例は増加する傾向にある．これは，今まで見過ごしてきた事柄について目が行き届くことにより，些細な危険性も察知できるようになるためであり，危機管理上望ましい（図6-2-1）．

表6-2-1　インシデントレポートで報告すべき範囲

対象	対象外
①患者に傷害が発生した事態 　（ただし右欄に掲げるものは除く） ②患者に傷害が発生する可能性があった事態 ③患者や家族からの苦情 　（医療行為に関わるもの）	①院内感染 ②食中毒 ③職員の針刺し ④暴行傷害（事件），窃盗盗難（事件） ⑤患者や家族からの苦情 　（医療行為に関わらないもの） ※上記については，別途報告システムが整備されている．
上記①，②に含まれるもの ・医療用具（医療材料や医療機器）の不具合 ・転倒，転落 ・自殺，自殺企図 ・無断離院 ・予期しない合併症 ・発見，対処（処置）の遅れ ・自己管理薬の服薬ミス ・患者の針刺し　　　　　　　　　など	

（国立大学医学部附属病院長会議医療安全管理協議会のガイドラインより）

表 6-2-2　傷害への影響レベル

	レベル	傷害の継続性	傷害の程度	傷害の内容
インシデント	レベル0	—		エラーや，医薬品・医療用具の不具合がみられたが，患者には実施されなかった
インシデント	レベル1	なし		患者への実害はなかった（何らかの影響を与えた可能性は否定できない）
インシデント	レベル2	一過性	軽度	処置や治療を行わなかった（患者観察の強化，バイタルサインの軽度変化，安全確認のための検査などの必要性は生じた）
インシデント	レベル3a	一過性	中等度	簡単な処置や治療を要した（消毒，湿布，皮膚の縫合，鎮痛剤の投与など）
アクシデント	レベル3b	一過性	高度	濃厚な処置や治療を要した（バイタルサインの高度変化，人工呼吸器の装着，手術，入院日数の延長，外来患者の入院，骨折など）
アクシデント	レベル4a	永続的	軽度〜中等度	永続的な障害や後遺症が残ったが，有意な機能障害や美容上の問題は伴わない
アクシデント	レベル4b	永続的	中等度〜高度	永続的な障害や後遺症が残り，有意な機能障害や美容上の問題を伴う
アクシデント	レベル5	死亡		死亡（原疾患の自然経過によるものを除く）
アクシデント	その他			

（国立大学医学部附属病院長会議医療安全管理協議会のガイドラインより）

（3）アクシデント発生時の対応

　不幸にしてアクシデントが生じたとき，リスクマネジャーはアクシデントによる影響を最小限にとどめ，アクシデント発生後の対応を迅速かつ的確に行うことが必要である．しかしながら，アクシデントに対応するには職員の高い習熟度が求められる．そこで，リスクマネジャーはアクシデント発生時の対応マニュアルを作成し，日頃から教育・啓蒙を行い，速やかに対応できる体制をつくる必要がある．アクシデントが発生した際の対応は，アクシデント発生時の対応とアクシデント発生時以後の対応に大別される（表6-2-3）．

（4）リスクマネジメントからセーフティマネジメントへ

　リスクマネジメントの事故発生による経営危機回避を主体とする考え方に対して，医療事故の発生そのものを未然に防ぎ，医療安全徹底に努める考え方をセーフティマネジメントという．リスクマネジメントがインシデント・アクシデントに対する対応が中心であり，危険に対して受け身の姿勢であるのに対して，セーフティマネジメントでは，より積極的に先取りして安全を獲得することが目的である．

　セーフティマネジメントは，インシデント・アクシデントに対してリスクマネジメントにより厳格に対応し経験した結果，その後に得ることができるものであり，日頃から安全管理に配慮した医療に心がけることが重要である．

2 医療安全管理

	インシデント報告　　レベル（　　　） 　　　　　　　　　　年　月　日　報告書記載	

部署名　□医局　　　□看護部＜外来・（　　　）病棟・透析＞
　　　　□薬局　　　□栄養科　　□検査部　　□放射線部
　　　　□リハビリ　□事務

職名　　□医師　　　　□看護師　　　□看護助手　　□臨床工学士
　　　　□栄養士　　　□診療放射線技師　□臨床検査技士　□薬剤師
　　　　□リハビリ　　□事務職員

経験年数　　　年目
当該部署勤務年数　　　年目
その日の勤務＜日勤・準夜・深夜・早出・遅出・超遅・当直＞

発生日時	年　月　日　曜日　AM・PM　時　分
発生場所	□病室　□廊下　□トイレ　□階段 □浴室　□スタッフステーション　□透析室　□ホール □診察室　□処置室　□リハビリ室　□超音波室 □内視鏡室　□心電図室　□検査室　□CT-MRI室 □放射線室　□手術室　□受付　□待合室 □事務室　□玄関　□駐車場　□更衣室 □その他
内容	□処方・指示ミス　□カルテ記入ミス　□誤調剤 □投与量　□投与薬　□投与時間 □投与方法　□投与忘れ　□人違い □飲み忘れ・飲み違い　□点滴漏れ　□点滴忘れ □点滴速度　□点滴順番　□実施忘れ □器具・故障不具合　□器械の操作ミス（　　） □自己抜去（チューブ類）　□事故抜去　□転倒・転落 □損傷（　　　）　□その他（　　　）
原因	□指示受けミス　□確認不足　□説明不足　□観察不足 □判断ミス　□技術不足　□知識不足 □その他（　　　）
薬物	□点滴　□静注　□筋注　□皮下注 □皮内注　□経口　□外用　□麻薬 □中心静脈栄養　□輸血　□その他（　　　）
検査	□生理検査　□放射線　□CT　□MRI □内視鏡　□検体検査　□超音波　□HBOT □その他（　　　）
食事	□遅配膳　□誤配膳　□未配膳 □誤指示　□食中毒　□窒息・誤嚥 □その他（　　　）

接遇	□盗難・紛失　□電話対応トラブル　□窓口対応トラブル　□患者間トラブル □無断離院　□暴言　□暴行　□自殺・自殺未遂 □院内器具・故障破損　□その他（　　　）
事務	□患者の名前・生年月日入力ミス　□住所・電話番号入力ミス □同一患者のID二重取り　□処方箋・ID入れ間違い □名前の読み間違い　□日付間違い □保険証の記号・番号負担率入力ミス
健康状態	□普通　□肉体疲労（仕事の為）　□肉体疲労（私生活の為） □精神疲労（仕事の為）　□精神疲労（私生活の為）　□睡眠不足 □その他（　　　）
精神状態	□普通　□イライラ　□集中力なし　□焦り □その他（　　　）
職場環境	□かなり忙しい　□忙しい　□普通 □ゆとり有り　□かなりゆとり有り

レポート詳細
《診療録・看護記録等に基づく客観的な事実を記載すること》

分析・対策

＊この報告書は個人の責任を問う為のものではありません
　　　　　　　　　　　　　　　　　平成25年4月　改訂

図 6-2-1　インシデントレポートの例（原病院で使用）

表 6-2-3　アクシデントが発生した際の対応

アクシデント発生時の対応	アクシデント発生時以後の対応
1. 応急処置に全力を尽くす 2. 家族への連絡 3. 説明担当者の決定 4. 家族らへの説明 5. 院内連絡体制 6. 正確な記録の作成 7. 証拠物品などの保存 8. 患者が死亡したときの対応	1. その後の医療に万全を尽くす 2. 事実経過の整理・確認と記録 3. 患者・家族への説明 4. 所轄警察署などへの連絡 5. 病理解剖を求める場合 6. 調査委員会の設置 7. 病院としての説明

2）精神科患者の口腔領域における安全管理

（1）精神科における安全管理

　精神科医療の安全管理においては，患者の高齢化が進んでいるため，転倒防止，身体拘束を最小に止めることなどが重要である．その他，精神科領域の患者は，ADL が高く，隔離を最小に止めることや自殺の防止などに配慮し，安全管理には細心の注意を払う必要がある[3]．

　精神科領域の患者の特徴として，①予測できない行動をとる，②時に治療に抵抗する，③暴力・自殺・離院などの行動をとる，④事故を発見しても訴えない，⑤身体症状が隠れている傾向にある，⑥病気そのものが偏見の対象であるなど，患者自身の精神状態により左右される傾向にある．

　日本精神科病院協会の医療事故問題検討委員会の報告では，①自殺・自傷行為（未遂・自傷行為），②不慮の事故（転倒，転落，誤嚥，窒息），③他害行為（患者・患者間，患者・職員間）などが多く，この3つで全体の6割を超えていたほか，④薬剤ミス，⑤離院，無断外出などがあげられている．

（2）精神科患者の口腔領域における医療事故と予防策

　以下に，精神科患者の口腔に絡む医療事故と予防策について以下に述べる．

a. 自傷行為

＜症例1：舌裂傷（物質による自傷行為）＞

　精神科に入院中に患者が鉛筆で舌を刺して，裂傷を生じ緊急搬送された．処置は，全身麻酔下で裂傷縫合術を行った．

　予防策：患者の精神状態の把握が困難であり，過去に同様のエピソードがあるようならば危険物を持たせない．

＜症例2：舌裂傷（歯による咬傷）＞

　精神科に入院中に患者が自分の歯で舌を噛み，裂傷を生じ緊急搬送された．処置は，全身麻酔下で裂傷縫合術を行った．

　予防策：患者の精神状態に左右されるが，一時的に上下顎間に閉口できないような物を噛ませて規制することも方法の1つと思われる．

b. 不慮の事故

＜症例1：転倒（口唇裂傷・歯肉裂傷）＞

　高齢の入院患者が転倒により，口唇・歯肉に裂傷を生じて来院した．局所麻酔下で縫合処置を行った．

　予防策：高齢者の転倒では，手による防御ができないため，顔面を直接地面や床にぶつけることが多い．軟組織損傷にかぎらず，歯牙・骨などの硬組織損傷を伴うため注意を要する．

＜症例2：誤嚥・窒息＞

　予防策：患者の精神・身体状態の十分な把握を行い，安全な体位，リラックスできる食事環境整備，嚥下状態に合わせた食事の提供・食事中の摂食状態の観察など患者の状態に十分配慮

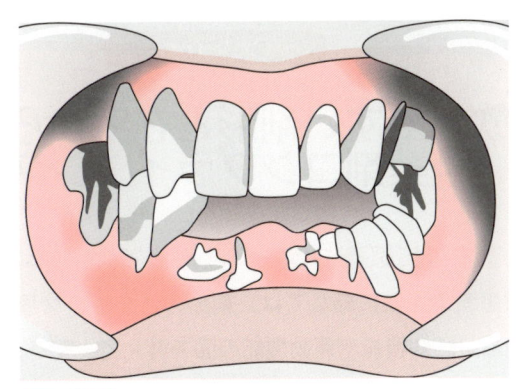

図 6-2-2 患者の口腔内の 1 例
患者によっては，歯科治療がなされておらず，う蝕により歯が鋭く尖っていることもあり注意が必要である．

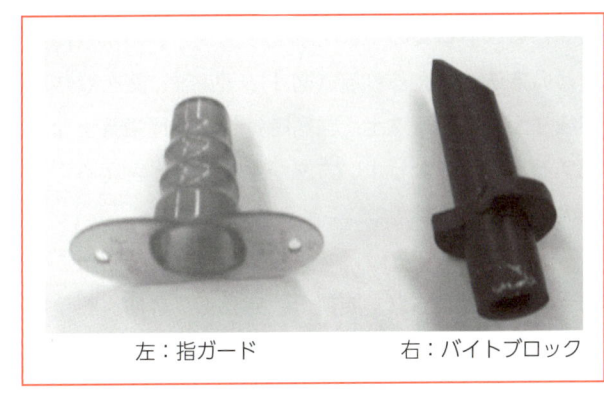

図 6-2-3 開口保持用の器具
左：指ガード　　右：バイトブロック

する．痰やむせ込みなどがある場合には食事を中止する．万が一窒息が生じたときには，口腔内異物を除去し，必要ならばハイムリック法などの処置を講じる．

c. 他害行為

＜症例 1：口腔ケア中に職員の指を噛む＞

　患者によっては歯が健常であり，噛まれると深い咬傷が生じる危険性がある．また，歯がう蝕で欠けて鋭く尖っていると（図 6-2-2），グローブを破り裂傷を生じたり，感染の恐れがあるため注意を要する．

　予防策：患者の歯の状態をよく観察し，その危険性を理解しておく．咬傷を防ぐために症例によっては開口保持用の器具（図 6-2-3）が必要となる．なお，他害行為ではないが，日常臨床においてみられるケースとして，口腔清掃用具（歯ブラシ，スポンジブラシ）などを噛み切り，窒息の危険が生じる場合でも，必要時開口保持用の器具の使用を考慮する．

文献

1) Heinrich HW：Industrial accident prevention：a scientific approach, 2nd ed, McGraw-Hill., 1941.
2) 国立大学医学部附属病院長会議医療安全管理協議会のガイドライン（2002 年 10 月 3 日付）
3) 伊藤弘人：精神科医療における安全管理．保健医療科学，51(4)：222-225, 2002.

（原　　厳）

> **Column**

飲みやすい剤形と在宅からみた薬剤コンプライアンス

薬を口に入れるまでに気をつけたいことと工夫

　摂食嚥下障害患者の服薬に際しては，剤形のさまざまな種類や形，大きさ，また，患者の病気や加齢，認知機能や運動機能の面を考えて，薬をどのように口に運び，どのように飲むのか，そしてどうすれば在宅でも飲み続けてくれるかを考えて支援することが必要である．嚥下障害患者の場合，「薬を飲む」ことによる誤嚥にも注意が必要である．薬を飲む時の工夫として，単に水で飲むだけではなく，オブラートに包む，水にトロミをつける，トロミのついた水をオブラートのようにして薬を包む，ゼリーに埋め込むなどの方法も考えられる（図1）．他にも，薬を飲むことに関して，看護師，介護士，作業療法士，理学療法士，言語聴覚士，管理栄養士などの多職種の視点からの考えを共有することで，よりよい方法が生まれると考える．

薬の形による選択で気をつけること

　薬にはさまざまな剤形があり，錠剤だけでなく，散剤，顆粒剤，カプセル剤，水剤などの選択肢がある．形から考えると，大きい錠剤やカプセル剤は飲み込みにくく，口の中や喉頭蓋の部分に残留することがある．そのような場合は，小さい錠剤に変更する，錠剤によっては小さく割るなどの対応もできる．また，口腔内崩壊錠（OD錠）（p.56～）を選択するのも1つの方法である．

　嚥下障害患者には散剤や顆粒剤がよいということをよく耳にするが，必ずしもそうとは言い切れない．散剤や顆粒剤が口の中に広がることで口腔から咽頭へ送れなくなり，飲むことが難しくなる場合や，喉頭蓋付近に薬がくっついて残り，よりリスクが高くなることもある（図2）．

　逆に小さい錠剤では，飲み方次第では口の中に残ってしまい，飲みにくさを訴える場合もある．

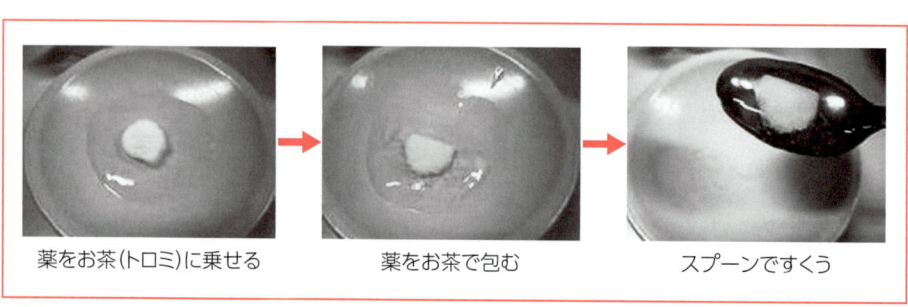

| 薬をお茶（トロミ）に乗せる | → | 薬をお茶で包む | → | スプーンですくう |

図1 薬を飲む時の工夫例

薬をつぶすときに気をつけたいこと

薬を飲むときの水を工夫する場合には，水，トロミのついた水，ゼリーなど，その性状を変えるだけですむ．それでは，薬の剤形についてはどうだろうか？

薬の剤形には，その剤形でなければいけない理由があり，容易に粉砕できるわけではない．ここでは，3つの点に着目してその理由を述べる．

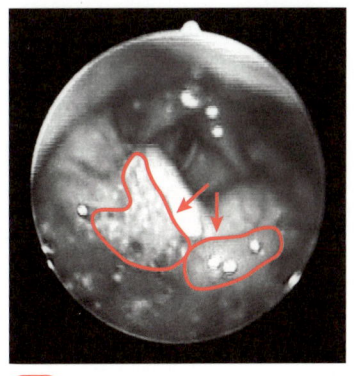

①薬を粉砕した場合の効果の問題

薬は，粉砕することによって効果や有害反応が強く出てしまう可能性もある．徐放剤という体の中でゆっくりと溶け出すように作られている薬は，効き目を長持ちさせる工夫がされており，薬を飲む回数（行為）を減らすことができるなどのメリットがある．しかし，徐放剤は，飲む回数を減らす分，1つの錠剤の中に含まれる成分の量が多い．例えば，1日に3回，1回1錠飲まなければいけない錠剤があるとする．これを1日1回飲めば効果が長時間にわたって持続するような徐放剤に作りかえると，1錠に1日分（つまり3錠分）が含まれることになる．そのような徐放剤を粉砕してしまった場合，1日分の薬量が急激に作用し，薬の効果が過度に現れ，有害反応が生じる可能性が考えられる（図3）．

この他にも，胃酸などの酸性に影響を受ける薬であればその影響を守るために工夫された剤形，液状の成分を密封する目的の剤形などの場合には，その効果が少なくなってしまう．

②味覚の問題

薬には，苦味，痺れ感，不快臭で飲みづらいものがあり，味がわからないようにコー

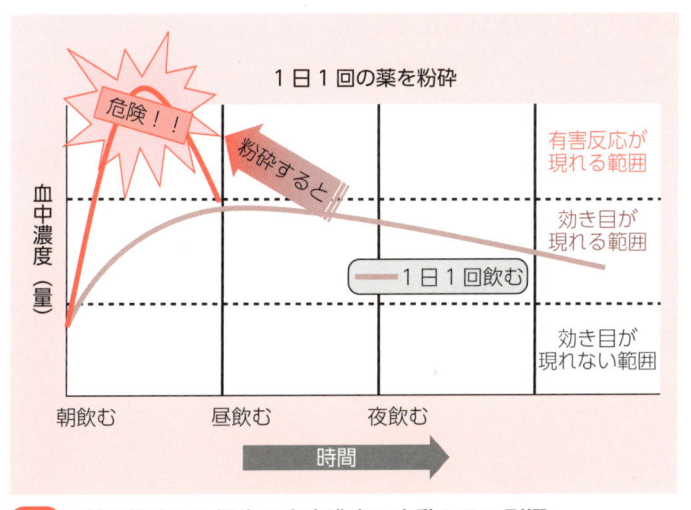

図2 嚥下障害患者における顆粒剤服用時の喉頭蓋付近の薬の残渣

図3 薬を粉砕した場合の血中濃度の変動とその影響

141

ティングするなどの工夫がされている．それを知らずに粉砕し，患者に飲ませることで，薬を飲まなくなったり，食事に混ぜて食事も食べなくなる原因になる．

③口腔などの粘膜損傷の問題

　口の中が痺れる，喉に痛みを感じるなどの刺激性のある成分を守るために工夫された錠剤もある．そのような薬を粉砕してしまうと，口腔内に残って刺激を与えたり，消化管に炎症や潰瘍ができたりすることも考えられる．

　以上のことから，飲みやすさのみを考えて安易に粉砕してしまうことはリスクが大きく，粉砕する際には十分な検討が必要である．また，患者の認知機能の障害などによって飲み方を指示することが難しく，噛み砕いで飲んでしまう患者に関しても同様に気をつけなければならない．粉砕や噛み砕くといったようなケースに出会った場合，ぜひ薬剤師に確認することをお願いしたい．

薬の口腔内崩壊錠についての疑問

　OD錠は，見た目は普通の錠剤と同じであるが，口の中の唾液により崩壊し，「口の中でラムネ菓子のようにすぐに溶ける」という表現がされ，水なしでどこででも飲める薬として繁用されている．

　この剤形は，軽度の嚥下障害患者においては，「口の中で速やかに崩壊する」「水なしで服用しやすい」「味や口あたりがよい」「舌への違和感が少ない」「低刺激である」などのメリットがある．摂食嚥下障害のある患者においても，内服に水を必要とせず，咽頭残留も少ないという報告が多いが，それらは嚥下のしやすさを患者の自覚症状で評価していることが多い．実際には，咽頭残留しても嚥下反射が起こらないケースを嚥下内視鏡検査でみることもある．その原因としては，低刺激で違和感がないことなどにより反射が生じにくくなっていることが考えられ，嚥下障害の重症度にもよるがOD錠は誤嚥のリスクを高めてしまう可能性もある．

退院後の服薬アドヒアランスについて

　服薬アドヒアランスとは，薬の作用や有害反応について十分な説明を受け納得したうえで，患者自身が服薬可能か，服薬を妨げるものがあるとすれば何か，それを含めてどのように対応すればよいかについて医療者と話し合い，相互理解のもとに主体的・能動的・積極的に服薬を行うことである．

　入院中の患者の服薬管理能力や患者の個別性などを把握して，服薬アドヒアランスが向上するようにかかわっていかなければならない．患者が退院時にどこに帰り，どのような生活環境で過ごすのかを考え，その問題点をあらいだし，検討し，改善していく必要が

表　退院時のチェックリスト

・退院後は家に帰る？　もしくは施設？
・家では一人暮らし？　もしくは家族と一緒？
・日中家族は家にいるか？
・デイサービスは利用するか？
・食事は誰が準備するのか？
・薬の管理は誰がするのか？
・家族は介護に協力的であるか？

ある．例えば，表の場合，患者のキーパーソンが誰で，主に誰が看護や介護にかかわっているのかを把握し，服薬に関してどれくらい協力してもらえるか，どこをチェックしておくべきかなどについて入院中に検討した結果を退院時に情報交換・共有することで，在宅移行時のコンプライアンスを継続することが可能になる．

　また，介護サービスや施設を利用する場合は，担当の訪問看護師，介護支援専門員，訪問リハスタッフ（理学療法士，作業療法士，言語聴覚士），訪問薬剤師などと情報共有する必要がある．入院中の情報や問題点を交換・共有することで，入院から在宅へのシームレスな移行が可能である．例えば，言語聴覚士からの食事に関する情報提供書の中に薬の飲み方の情報を含めること（図4），病棟薬剤師からの服薬アドヒアランスに関する情報提供書（図5）を作成することなども1つの方法である．

　最後に，患者背景はさまざまで，どの方法がよいとは一概には言えない．その患者ごとに嚥下機能や服薬環境，介護負担，薬の特徴と有害反応を考えて，薬の飲み方や薬の形などを選択する手段として，ぜひ薬剤師を活用していただきたい．

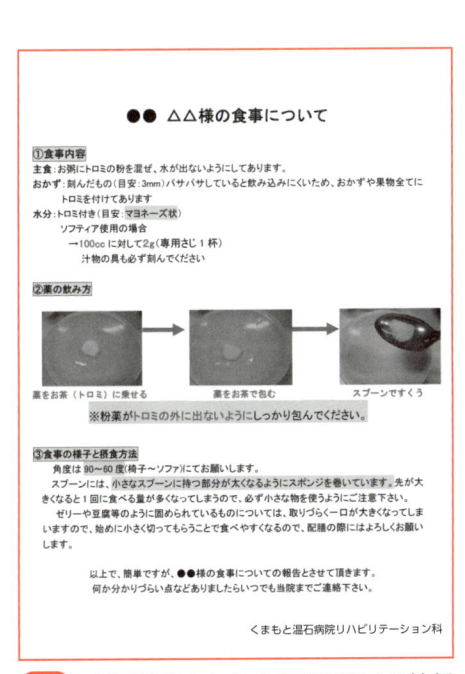

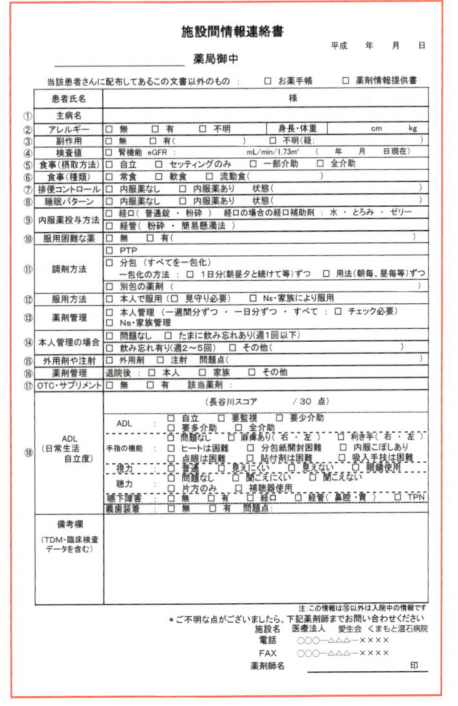

図4　言語聴覚士からの食事に関する情報提供書

図5　病棟薬剤師からの服薬アドヒアランスに関する退院時情報提供書

文献

1) 藤山一郎：口から食べる嚥下障害Q&A．第4版，中央法規出版，2011．
2) 馬木良文・他：口腔内崩壊錠は摂食・嚥下障害患者にとって内服しやすい剤形か？．臨床神経，49；90-95, 2009.

（森　直樹，酒井　孝征）

索引

あ

アイスマッサージ ………… 16
アカシジア ………………… 76
アクシデント …………… 134
アサーティブ・コミュニケーション ……………… 122
アセチルコリン受容体遮断作用 …………………………… 68
アドレナリンα_1受容体遮断作用 ……………………… 68
アルコール依存症 ………… 85
アルツハイマー病 ………… 7
悪性症候群 ………… 52, 59

い

インシデント …………… 134
インシデントレポート … 135, 137
医療安全管理 …………… 134
医療観察法 ……………… 108
異常不随意運動評価尺度 … 20, 78
異食 …………… 6, 7, 128
咽頭期 …………… 15, 33
咽頭残留 ………………… 142
陰性症状 …… 18, 19, 35, 36, 37, 112

う

ウェルニッケ脳症 ……… 131
うつ状態 ………… 27, 30, 48
うつ病 …… 2, 3, 33, 86, 112
うつ病患者の歯科的特徴 … 112
うつ病性昏迷 …………… 13
う蝕 …… 79, 90, 101, 111, 139

え

エラーチェーン ………… 134

嚥下機能・喀出能の低下 … 129
嚥下調整食 ……………… 86

お

オレム・アンダーウッド理論 …………………………… 117

か

カタレプシー …………… 14
過食 ………………… 6, 86
過食症 …………………… 6
過鎮静 ………… 36, 52, 59, 69
改訂水飲みテスト …… 15, 29, 127
解体 …………………… 18, 19
解離性昏迷 ……………… 13
覚醒レベル ……………… 64
覚醒度 …………………… 69
渇酒症 …………………… 6
感情鈍麻 ………………… 36
関係妄想 …………… 18, 97
環境改善型アプローチ …… 95
簡易懸濁法 ……………… 54

き

希死念慮 ………………… 15
機能型 …………………… 93
義歯 ………………… 36, 110
義歯の管理 ……………… 42
客観的栄養アセスメントシート …………………………… 32
客観的栄養評価 ……… 22, 32
客観的情報 …………… 123
急性咽喉頭ジストニア …… 21
拒食症 …………………… 86
興味・喜びの喪失 ………… 48
筋緊張異常 ……………… 73
筋弛緩作用 ……………… 71
禁食 …………………… 86
緊張病性興奮 ……………… 7

緊張病性昏迷 ……… 13, 24

く

クロルプロマジン ……… 2, 22
クロルプロマジン換算量 … 22
グラスゴー・コーマ・スケール …………………………… 64
グルタミン酸受容体 ……… 70
口や舌の体操 …………… 80
薬の中断 ………………… 38

け

経管栄養チューブ ……… 55
傾眠 …………………… 111
頸部聴診法 …………… 15, 22
血清ナトリウム値 ……… 132
血糖値の上昇 …………… 88
幻覚 ……… 18, 40, 46, 108
幻聴 …………………… 19

こ

コルサコフ症候群 ……… 131
呼吸リハビリテーション … 47
誤嚥 …… 39, 40, 88, 129, 138
誤嚥への対応 …………… 65
誤嚥性肺炎 …………… 129
誤嚥物 ………………… 130
口渇 …………………… 111
口腔ケア …… 33, 65, 104, 106, 115, 118, 120
口腔衛生指導 …………… 91
口腔乾燥 ………… 79, 90, 111
口腔乾燥を引き起こす向精神薬の一例 ………………… 80
口腔期 …………… 15, 33
口腔機能訓練 ………… 115
口腔機能支援 …………… 46
口腔心療科 …………… 115
口腔内崩壊錠 … 56, 140, 142
口唇裂傷 ……………… 138

向精神薬 …………………51, 74
抗うつ作用 ………………… 69
抗うつ薬 …………………51, 66
抗てんかん薬 ……………… 70
抗コリン作用 …… 2, 4, 21, 22,
　　24, 29, 52, 59, 68
抗痙攣薬 …………………… 51
抗精神病薬 …… 14, 51, 58, 59,
　　62, 111
抗精神病薬を原因とする錐体外
　　路症状の評価 …………… 60
抗精神病薬以外の向精神薬と錐
　　体外路症状 ……………… 77
抗不安薬 …………………51, 62
攻撃性 …………………… 102
昏迷 …………………… 13, 16

さ

サブスタンスP …………58, 82
在宅歯科診療 ……………… 115
三環系抗うつ薬 …………… 51

し

ジスキネジア ……………20, 76
ジストニア ………………20, 75
ジャパン・コーマ・スケール
　　……………………………… 64
支持的精神療法 ……………… 3
四環系抗うつ薬 …………… 51
施設症 …………………24, 117
歯科診療の特徴 …………… 110
歯科診療時の身体抑制 …… 114
歯科訪問診療 ……………92, 115
歯牙の欠損 ………………… 36
歯冠修復物 ………………… 110
歯肉裂傷 …………………… 138
失調 ……………………71, 73
社会生活技能訓練 ………… 37
手段的日常生活活動評価尺度
　　……………………………… 39

主観的包括的栄養アセスメント
　　シート …………………… 31
主観的包括的栄養評価 …… 31
収集癖 ……………………… 87
修正型電気けいれん療法 … 16
徐放剤 ……………………… 141
小脳症状 …………………… 71
消化器症状 ………………… 67
傷害への影響レベル ……… 136
障害者歯科 ………………… 115
常同行為 ………………5, 6, 45
食事の意味 ………………… 107
食事への無関心 …………… 35
食事環境の調整 …………… 65
食品と食具の調整 ………… 65
食物による窒息の原因と予防
　　……………………………… 128
食物テスト ………………… 22
食物以外による窒息 ……… 128
食物形態 …………………… 40
食欲亢進 …………………… 86
職業的アイデンティティの獲得
　　……………………………… 122
心因性嚥下障害 …………28, 29
心気妄想 …………………… 28
心筋伝導障害 ……………… 68
心理型アプローチ ………… 95
心療歯科 …………………… 115
身体の免疫能の低下 ……… 130
身体合併症 ………………… 37
身体感情 …………………… 27
身体拘束 …………………… 102
身体拘束下にある患者の摂食支
　　援 ……………………… 107
神経症 ……………………… 112
神経症状 …………………… 68
神経性過食症 ……………… 86
神経性食欲不振症 ………… 86
腎臓病食 …………………… 86

す

スクリーニング検査 ……… 127
スタッフ教育 ……………… 117
スペシャルニーズ歯科 …… 115
睡眠薬 ……………………… 51
錐体外路 …………………… 74
錐体外路症状 … 2, 20, 52, 58,
　　60, 74, 77, 78, 111
錐体路 ……………………… 74

せ

セーフティマネジメント … 136
セルフケアの不十分 ……… 101
セルフケアレベル ………… 117
セルフケア能力 …………… 30
セロトニン・ノルアドレナリン
　　再取り込み阻害薬 …… 4, 51,
　　66
セロトニン症候群 ………53, 68
性機能障害 ………………… 69
精神科閉鎖病棟 …………… 47
精神運動興奮 ……… 5, 7, 8, 12,
　　45, 108
精神疾患の歯科治療 ……… 110
精神発達遅滞 ………… 6, 9, 114
精神保健指定医 …………… 102
精神保健福祉法 …………… 102
窃盗癖 ……………………… 87
摂食・嚥下障害看護認定看護師
　　……………………………… 125
摂食嚥下ハイリスク要因 … 127
摂食嚥下リハビリテーション
　　……………………………… 89
摂食嚥下障害の質問紙 …… 23,
　　29
摂食嚥下機能評価 ………… 15
摂食嚥下機能評価の問診票……
　　127
摂食機能障害 ……………… 93

145

摂食機能療法……………… 81
摂食後のアセスメント……… 65
摂食障害患者の歯科的特徴
　　………………………… 114
摂食中のアセスメント……… 64
摂食方法……………………… 94
摂食前のアセスメント……… 64
舌裂傷……………………… 138
選択的セロトニン再取り込み阻
　害薬……………… 4, 51, 66
全般性不安障害……………… 89
前頭側頭型認知症…… 5, 6, 45
前頭側頭葉変性症…………… 5

そ

双極スペクトラム…………… 3
双極性障害……………… 2, 15
双方向性のコミュニケーション
　　………………………… 124
躁病性興奮…………………… 7

た

他害………………………… 102
多飲症…………… 87, 120, 131
多剤併用…………………… 53
唾液の作用…………………… 79
唾液腺マッサージ…………… 80
体重の増加…………………… 88
大うつ病……………………… 29
大うつ病エピソード診断基準
　　…………………………… 27
大うつ病性障害…………… 3, 4
代償型アプローチ…………… 94
第2期輸送…………………… 40
脱水…………………… 13, 36
単極性うつ病………………… 2
炭酸リチウム………………… 77

ち

チームアプローチ………… 117

チーム医療………… 117, 122
治療型アプローチ…………… 94
遅発性ジスキネジア…… 20, 24, 53, 60
窒息…… 11, 39, 41, 88, 128, 138
注察妄想……………………… 18
長期入院患者………………… 25
鎮静…………………… 71, 111

つ

追跡妄想……………………… 18

て

低栄養………………… 13, 36
低体重………………………… 21
定型抗精神病薬…… 36, 51, 58
D_2受容体…………………… 58

と

ドパミン受容体………… 20, 58
盗食……………………… 85, 88
統合失調症……… 1, 8, 15, 18, 19, 21, 35, 36, 39, 46, 85, 97, 101, 108, 112
統合失調症の診断基準……… 19
糖尿病食……………………… 86
特別食………………………… 86

に

二重見当識………………… 100
日常生活自立度……………… 21
日内体重変動率…………… 132
認知型………………………… 93
認知行動療法………………… 37
認知症…………… 30, 85, 113
認知症患者の歯科的特徴… 113
認知障害患者………………… 39
認知能力の低下……………… 85
認知療法的なアプローチ…… 91

ね

粘膜炎………………………… 71

の

ノルアドレナリン作動性・特異
　的セロトニン作動性抗うつ薬
　　…………………………… 66
脳卒中後うつ状態…………… 70

は

ハインリッヒ……………… 134
パーキンソニズム……… 60, 75
パニック障害………………… 89
吐きだこ……………………… 86
徘徊…………………………… 85
反復唾液嚥下テスト…… 22, 29, 118, 127

ひ

ヒスタミン受容体遮断作用
　　…………………………… 68
ヒヤリハット……………… 134
非定型うつ病………………… 3
非定型抗精神病薬…… 1, 36, 51, 58
被害妄想……………………… 97
微小妄想………………… 28, 33
一口摂取量…………………… 42
標準ディサースリア検査…… 47

ふ

不安感………………………… 88
不安神経症…………………… 89
賦活症候群…………………… 67
服薬の調節…………………… 38
服薬アドヒアランス……… 142

へ

ベンゾジアゼピン系薬物

……………………51, 62, 72
ペインクリニック………115
偏食………………………131

ほ

ホスピタリズム………24, 117
ポジショニング……………14
保護室……………………22
保湿ジェル………………33, 90
保湿剤……………………80
暴言………………………102
暴力のリスクアセスメント
……………………………103

ま

マイナートランキライザー
……………………………62
慢性精神疾患患者…………117

み

味覚の問題………………141
水中毒……………8, 87, 131

め

メジャートランキライザー
………………………58, 62

も

モノアミン………………66
妄想……18, 39, 46, 97, 108

や

薬原性錐体外路症状評価尺度
……………………………20
薬剤コンプライアンス……140
薬物の調整…………………65

よ

要介護高齢者………………92
抑うつ気分………………27, 48

欲動行為……………………5

り

リスクマネジメント………127, 136
リロケーションダメージ……8
臨床診断基準………………80

れ

レビー小体型認知症…………7
レボメプロマジン……………2
恋愛妄想………………18, 97

ろ

老年期うつ病者………………28

A

AD (Alzheimer's Disease)
……………………………7
AIMS (Abnormal Involuntary Movement Scale) … 20, 78
akathisia……………………76
AMSD (Assessment of Motor Speech for Dysarthria)
……………………………47
AN (Anorexia Nervosa)
……………………………86

B

BN (Bulimia Nervosa) ……86
BPSD (Behavioral and Psychological Symptoms of Dementia)………………8
bulimia………………………6
BVC (Broset Violence Checklist)……………………103

C

CP 換算量…………………22

D

D_2 受容体…………………20
DESC 法……………………122
DIEPSS (Drug Induced Extra-pyramidal Symptoms Scale)…………………20, 78
dipsomania…………………6
DUP (Duration of Untreated Period)…………………1
dyskinesia…………………76
dystonia……………………75

E

EPS (Extrapyramidal Symptoms)……………2, 20, 52, 58, 74, 77, 78, 111

F

FTD (Frontotemporal Dementia)………………5, 6, 45
FTLD (Frontotemporal Lobar Degeneration)……………5

G

GCS (Glasgow Coma Scale)
……………………………64

I

IADL (Instrumental Activities of Daily Living)……39

J

JCS (Japan Coma Scale)
……………………………64

M

MWST (Modified Water Swallow Test)……15, 29, 127

147

N

NaSSA (Noradrenergic and Specific Serotonergic Antidepressant) ………… 66

O

OD錠 (Oral Dispersing Tablet) ………… 56, 140, 142
ODA (Objective Data Assessment) ………… 22, 32

P

parkinsonism ………… 75
PSD (Post Stroke Depression) ………… 70

R

RSST (Repetitive Saliva Swallowing Test) ………… 22, 29, 118, 127

S

SGA (Subjective Global Assessment) ………… 31
SNRI (Serotonin Noradrenaline Reuptake Inhibitors) ………… 4, 51, 66
SSRI (Selective Serotonin Reuptake Inhibitors) ………… 4, 51, 66, 68
SST (Social Skills Training) ………… 37

精神疾患の摂食嚥下障害ケア　　ISBN978-4-263-23589-8

2014年9月5日　第1版第1刷発行
2020年10月10日　第1版第3刷発行

編 著　髙橋　清美
　　　　戸原　　玄
発行者　白石　泰夫
発行所　医歯薬出版株式会社
〒113-8612　東京都文京区本駒込1-7-10
TEL.(03)5395-7618(編集)・7616(販売)
FAX.(03)5395-7609(編集)・8563(販売)
https://www.ishiyaku.co.jp/
郵便振替番号　00190-5-13816

乱丁，落丁の際はお取り替えいたします　　印刷・教文堂／製本・皆川製本所
© Ishiyaku Publishers, Inc., 2014. Printed in Japan

本書の複製権・翻訳権・翻案権・上映権・譲渡権・貸与権・公衆送信権（送信可能化権を含む）・口述権は，医歯薬出版(株)が保有します．
本書を無断で複製する行為（コピー，スキャン，デジタルデータ化など）は，「私的使用のための複製」などの著作権法上の限られた例外を除き禁じられています．また私的使用に該当する場合であっても，請負業者等の第三者に依頼し上記の行為を行うことは違法となります．

JCOPY <出版者著作権管理機構　委託出版物>
本書をコピーやスキャン等により複製される場合は，そのつど事前に出版者著作権管理機構（電話 03-5244-5088, FAX 03-5244-5089, e-mail : info@jcopy.or.jp）の許諾を得てください．